肌肉解剖透視版
健身八段錦

▶ 傳統氣功拳法 ╳ 4D徒手健身 ◀

少林傳人教你每天10分鐘強肌健骨、舒筋活血防百病！

正宗少林武學傳人 **林勝傑**（延勝）著

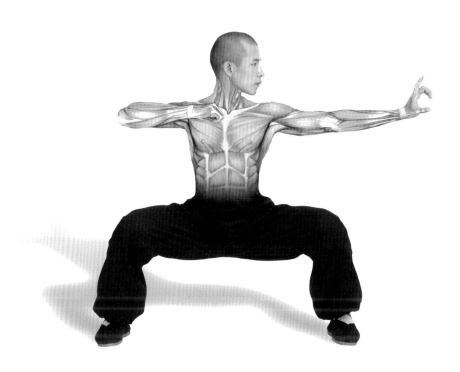

讓身心成長的少林武術

兩年前的某一天，我的妻子 Patricia 在客廳收看台灣的大愛台，當時正好林師父在介紹少林功夫和分享自身武學經歷。此時，坐在一旁的兒子 Rodney 突然向我妻子說，他想學少林武術。於是，我決定請妻子協助送 Rodney 到台灣習武。

事後證明當初的決定是對的。因為林師父不只武藝高強，為人也十分誠懇謙虛，這對 Rodney 的身心靈都有莫大的幫助。在 Rodney 的習武之路上，林師父一直很有耐心地指導和陪伴他，甚至激發 Rodney 的潛能，不論是八段錦、易筋經等都表現得越來越出色。

「堅持做對的事」一直是我對 Rodney 的期許。他做到了。如今甚至以自己的經驗不斷鼓勵他人，並從中獲得快樂。這讓我相當欣慰。

真的非常感謝林師父所做的一切。我也很榮幸能為本書寫序，期盼本書能讓更多人受惠，使身心都變得更強大、更健康！

紐西蘭 Briscoes 集團執行長｜羅德尼・杜克（Rodney Duke）

Better Physical and Mental Situation by Shaolin Martial Arts

Two years ago, when my wife, Patricia, watched the Da Ai Television, a channel of Taiwan, Master Lin was introducing the Shaolin martial arts and his experience regarding doing them. At that time, my son Rodney sitting beside asks Patricia that he wanted to learn the Shaolin arts. Therefore, we decide to send Rodney to Taiwan for learning martial arts.

It is clear that this decision is appropriate. Master Lin is not only an expert at martial arts, but also has humble personality. His characteristics contribute to shaping Rodney's mental and physical features. Master Lin is patient to teach and be with Rodney, and, even more, to inspires Rodney's potential. Rodney performs increasingly better in several arts, such as Baduanjin Qigong, Yijin Jing, and etc.

My expectation on Rodney is to do the right thing. He does it. He keeps encouraging others via his own experience and acquiring happiness through sharing. This makes me gratified.

I really appreciate everything Master Lin does. It is my honor to write this forward. I wish this book could help more people and contribute to others' physical and mental condition greater as well as more healthily.

聖徒般的專注者

和林勝傑先生相交不過兩年餘，卻親如手足。

這兩年來，我親歷了他生活中的諸多片段，唯獨不是很了解他的功夫。因為我們在一起，他最喜歡談論的還是中國傳統文化。我知道，他在台灣的媒體曝光度很高，是名人，而在我的心中，他就是一個充滿陽光的專注的大男孩。

他對傳統文化中的很多層面充滿強烈的興趣——

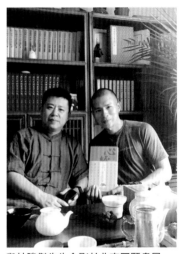

與林勝傑先生合影於北京同願書局

他熱愛書法，尤其喜歡北齊僧人安道一的大字和顏真卿的楷書；

他熱愛英雄，來北京的時候，我陪他去祭拜于謙祠、袁崇煥墓；

他熱愛文學，講起蘇東坡和辛棄疾，如數家珍；

他更熱愛金庸先生的武俠作品，書中的很多細節他常常脫口而出；

他熱愛古代兵器，我曾經在舊書肆收了一部日本的兵器譜，他看了，愛不釋手。一個晚上翻來覆去地看，都無暇顧及我在和他聊天，最後只好割愛，聊天才得以繼續⋯⋯

他的針灸術得自於少林真傳，加上自己的悟性，已經可以解除很多人的病苦。我看過他為很多人診療，神情專注，滿眼慈悲。有一次在北京，

一個著名的中醫學推廣機構為他拍攝一組八段錦的視頻，那天正是盛夏，他不顧炎熱，每一個動作都交代清楚，拍好室內拍室外，連攝像師都為他的敬業精神點贊。

他的新書《健身八段錦》出版前，囑我寫序言。我思慮良久，寫下了上面幾個片段。我想，關於他的人生傳奇和在養生功夫方面的修為，已經不需要我贅述，倒是他不太為人所知的一面，或許更可以幫助讀者領悟他的人生況味。

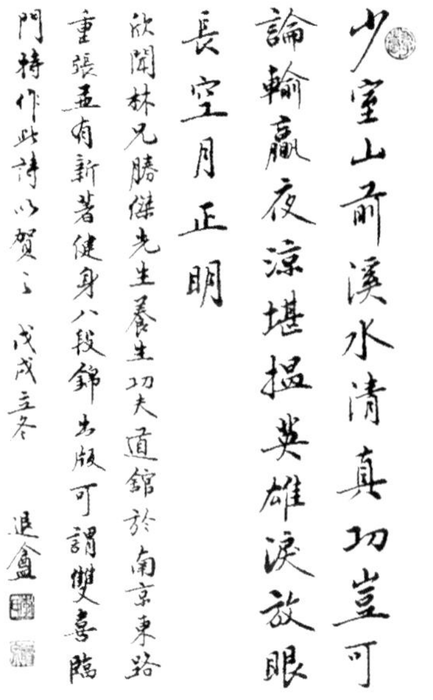
少室山前溪水清真功豈可
論輸贏夜涼堪揾英雄淚放眼
長空月正明
欣聞林兄勝傑先生養生功夫道館於南京東路
重張並有新著健身八段錦出版可謂雙喜臨
門特作此詩以賀之 戊戌立冬
退盦
題字賀林勝傑先生新書出版及道館落成

林勝傑是聖徒般的專注者，此書名為「健身」，亦有「健心」奇效，身心合一、知行合一，方為要旨。看這本書，我彷彿看到他的每一塊肌肉都在表達對生命和他人的愛。

不久前，他的養生功夫道館在台北市中心南京東路落成，又值此書出版，可謂雙喜臨門。小詩一首為賀——

少室山前溪水清，真功豈可論輸贏。

夜涼堪揾英雄淚，放眼長空月正明。

知名作家・出版人｜李陽泉

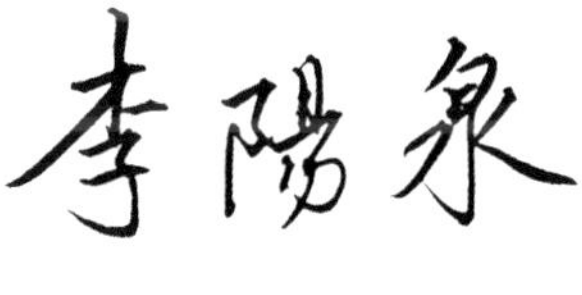

兼具預防性與實用性的健身八段錦

記得年輕時著迷於自武俠小說理解而來的氣功，後來在法院服務時有位同事十分著迷於武術，也曾跟他討教了一些關於氣功的原理及觀念，但始終難以理解其要領。

近幾年，我在一個奇特的機緣下認識了本書作者林勝傑老師，看著他憑著一身武林絕學幫助我的家人們擺脫了多年來累積的肌肉痠痛而重拾健康，我自己親身體會了也十分心悅誠服，所以自己也成了他的門生。

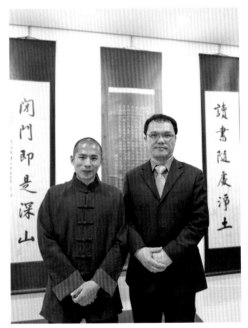

與林老師合影於「釋門少林養生功夫」文化會館

林老師因為頭腦清晰、武學底蘊深厚，所以教法很靈活易懂，他的學生們都是如沐春風獲益甚深，現在我正在學習健身八段錦，以後我想學易筋經，想對這門少林絕學有更實際且有益健康的體會及體驗。

　　從我自身的工作上來理解林勝傑老師的少林養生功夫，二者原理是相通的。公證人這門法律職業主要工作是種預防法學，大部分時候是預防民眾未來可能發生的法律問題，必要時也可以解決民眾已經發生的法律問題。同樣的，林勝傑老師的少林養生功夫是種預防性的健身功法，大部分時候是預防人們未來可能發生的健康問題，必要時也可以解決人們已經發生的健康問題。

　　這本《健身八段錦》就是一本兼具預防性及實用性的健身氣功拳法參考書，讓讀者可以用更科學的方法來理解八段錦這種氣功拳法對肌肉產生的作用及對身體產生的功效，讓曾經練過或正想要練八段錦的讀者，都能透過閱讀本書體會八段錦氣功拳法的奧妙之處。

　　（本序僅係個人言論，文義內容與公會無關）

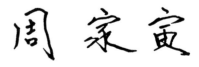

台北地區公證人公會理事長｜周家寅

「為何用肌肉透視圖教八段錦？」
「八段錦的作用是減肥？健身？」
教武、出書十幾年，學員最近常這樣問⋯⋯

　　如果說現代人流行做有氧操、瑜珈、徒手重訓來健身，那麼一千年前，華人運動界也出現一套很夯的「國民體操」，就是「八段錦」。它起源於軍旅武術，也流傳到僧侶寺院，漸漸地普及民間；一直到今天，它還是習武之人都會練的一套氣功。

最友善的「少林內功」，
各年齡、男女、體能、運動習慣都能練

　　我從小體弱多病，7歲起父親教我氣功武術，才逐漸恢復健康；大學畢業後，申請到嵩山少林寺進修，對少林武僧必修內功「八段錦」、「易筋經」等氣功，也有了更深的體認。

　　「八段錦」由8個段式組成，每段有不同運動部位、力度、健身效用，少林寺典籍即記載 —— 八段錦有調促氣血、紓壓強身、提升免疫力等作用。幾年前我也選擇「八段錦」為題出書，推廣這套簡單健身、人人可做的「老氣功」；其設計原理，只要善用天生的呼吸方式，搭配肢體運動，能量就能在體內達到最有效的作用。

　　而經少林武學融合後的「八段錦」，更著重以調息導引肢體動作，結合神、體、氣，使十二經脈、五臟六腑到全身獲得調理，確實疏筋通脈、平衡陰陽、增強生理機制，進而讓我們健身、防病、慢老。

用現代人熟悉的呼吸法、拉動肌肉，
就能練到「氣血、經脈」

這幾年我的學員中，有增無減的「文明病復健族」不說，上班族、運動迷、醫護師也越來越多，這些「高壓族」包括我自己，常遇到身心密集耗損的情況，如果想在體能、運動上有更好表現，我都教大家做「八段錦」來調節精進。

只是我發現，練功養生者必知的「調息、氣血、經脈」等基本醫理（藉由調息、練功來疏活氣血運行的通道「經脈」，才能強身祛病），對急性子、初學者容易感覺抽象而困惑、做不到位，導致效果不明顯就直接放棄，這非常可惜。

自從上一本著作之後，我就在思考是否能用一種「即使覺得醫理難懂，任何人也能輕鬆練氣功」的方法，想用現代人熟悉的運動語言來教授「八段錦」。

同時，綜合出版社建議，基於以下最簡單的3個概念，而有了這第一本以現代科學「肌肉解剖圖」來教「八段錦」的圖解書──

（1）調息就是呼吸。

（2）氣血、經脈就在肌群裡面。

（3）掌握呼吸＋拉動肌肉，就有健身效果。

在此，感謝插畫家湯翔麟先生的精緻繪圖，我希望讓大家看清楚練習「八段錦」時，肌肉關節明確的拉動部位、順序、方向、力度，而更輕易達到「八段錦」經中西醫都贊同的「4D全方位徒手健身價值」。

尤其，只要每次3分鐘做全套或單段3次，很快就能看到健身效果！

現代醫學看八段錦
對「5大系統」的健康效果

　　若你有興趣進一步了解「八段錦」，中西醫都有諸多相對應的研究實證，簡言之，從現代醫學的觀點，八段錦對人體「五大系統」具有的效用如下：

(1) **對心血管系統的效用：**八段錦深長的呼吸調息，可減慢心律、降低心肌耗氧量；又能促進血流代謝，擴張血管且鍛鍊彈性、預防硬化。氣貫丹田和定靜作用還能提升血液中的「好膽固醇」，有效預防冠狀動脈硬化、心肌梗塞、心絞痛。

(2) **對呼吸系統的效用：**少林八段錦特別重視4大呼吸法：「吸氣、屏氣、吐氣、氣貫丹田」，搭配肢體動作「起吸落呼，開吸合呼，蓄吸發呼」，可促進肺部氧氣與二氧化碳的交換，並按摩內臟，有效防治鼻喉氣管過敏、氣喘、肺氣腫等。

(3) **對消化系統的效用：**練八段錦時注意用舌頭抵上顎，能增加唾液分泌，可中和胃酸，加強胃黏膜，防治消化不良、胃潰瘍、胃酸過多或逆流。「氣貫丹田」則促進消化液分泌、胃腸蠕動，避免便秘、發炎、癌症。

(4) **對神經系統的效用：**八段錦的肢體動作是藉拉伸轉動、持力、放鬆，來鍛鍊全身各部位的筋膜骨肉，還包括有形的血液、血管、淋巴、神經，無形的氣流、經脈、穴點。讓脊椎中樞神經能正常運作，使交感與副交感神經協調，避免官能症、失智、睡眠障礙、便秘等要素。

（5）對內分泌系統的效用：八段錦既能調節中樞神經，傳訊內分泌運作；又促進血液循環，輸送內分泌激素到全身，例如消化酵素、膽固醇濃度、腎上腺素和副腎上腺素等。

運動學看八段錦
對「全身部位 × 4D全方位」的健身效果

再就運動物理學看八段錦的動作，我說它是「4D全方位健身操」——包含鍛鍊到全身部位肌肉關節，從無形意念到有形肉身、從呼吸到肢體、從核心中柱到四肢末梢、從步驟過程到組式作用；亦即從內到外、從左到右、從高到低、從前到後，屬於超乎平常活動、有計畫的潛能訓練。

它並非重複單一動作的運動，因為有意念主控、過程時間的因素，所以即使做同一段式，每次的感覺和作用都不盡相同。而要達到最好的健身效果，第一要素就是「意念要專注在運動的部位」，尤其要感受脊椎的運動方向。

中醫看八段錦
對「十二經脈」的健康效果

接下來，如前述不能免俗，八段錦是一套養生氣功，與「調息、氣血、經脈」關係密不可分，在本書第1章，我也將為大家說明8個段式各作用之「十二經脈」及可防治病症，同樣附上圖表，幫助大家做操更快上手，實際應用在治疫、解痛、健身、減重、抗老等健康需求上。

林勝傑

目 次

Chapter 1
為什麼越來越多醫生、健美者、運動員
愛上這套一千歲的「八段錦」？

Chapter 2

【圖解】做八段錦前暖身伸展
「呼吸＋關節＋筋肉訓練」，由內引燃能量！

Chapter 3

【圖解】始創八段錦「肌肉透視圖」
全身保健、4D健身每次3分鐘也有效！

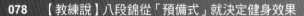

Chapter 4

「進擊的八段錦！」選對招勤練習
更有助於你做時下喜歡的運動！

Chapter 5
武術班學員們常問的「做操．飲食．觀念」問題，
妙的怪的通通解答！

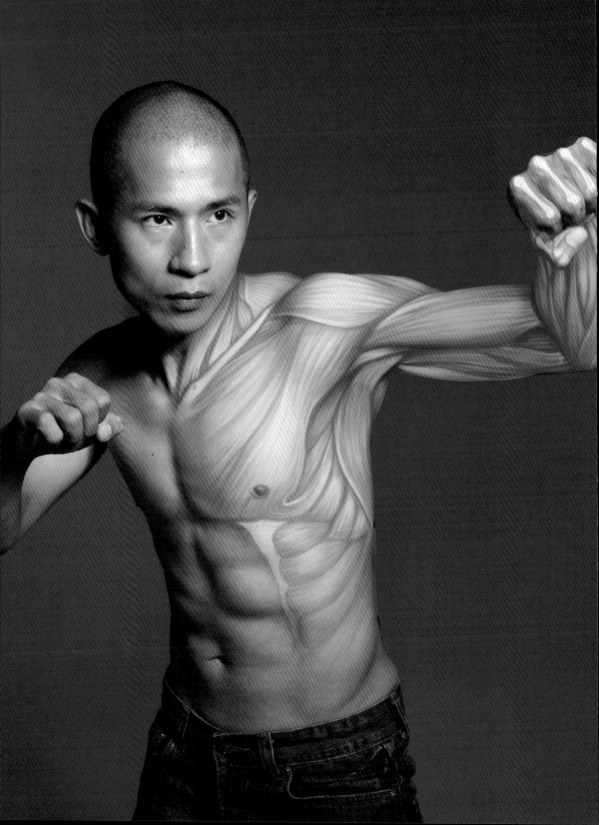

Chapter 1

為什麼越來越多醫生、健美者、運動員愛上這套一千歲的「八段錦」?

「呼吸太淺」、「肌力不足」
是現代人生命最大危機！

武術班的學員、醫生、運動員實證
「健身八段錦」救了他們的「爛體質」

本書我首用「運動肌肉」的剖析角度，來介紹「八段錦」這套千年氣功，很大原因是受到我們武術班上醫生、減重者、運動員等學員的觸發。大家原本對中醫論氣功「氣血為本」、「經脈行健」的保健效用就很認同，漸漸還發現結合「科學的肌肉運動原理」來做八段錦，能更迅實改善亞健康問題、慢性病、促進運動能力。

而當中最關鍵作用，就是「八段錦」解救現代人生命最大的危機——「呼吸太淺、肌力不足」！起因是很多人忽視自己的生活惡習：缺乏運動，代謝很差；熬夜亂序，生理失調；壓力過大，腦損心焦；飲食太快，量多味重；黑心化學，環境毒害。

一般人不了解「呼吸太淺、肌力不足」的嚴重性，每秒鐘都在傷害五臟六腑、生理系統、老化壽命，助長細胞組織病變、增加罹癌風險，造成像臥床、洗腎、中風、失智、筋骨傷殘等「活著卻無法自理自主」的痛苦，一人生病，全家辛苦。

八段錦練呼吸、肌力，
是「十二經脈」、「五臟六腑」全身運動

要維持呼吸和肌力豐沛，都來自氣血的能量，和先天、運動、飲食三方面息息相關。中醫重視「氣為生命之本，血為真氣之母，血能載氣」，氣來自呼吸（肺）、遺傳（腎）、飲食（脾），而現代醫學證實，「有氧運動」是維持氣血質量和循環最好的方法。

　　尤其「氣功＝呼吸＋功法」，像八段錦兼具「有氧＋強肌作用」，是適合每天做的運動，特別針對防治「氣結」、「血濁」、「血管硬化」，打通氣血循行最重要通道「十二經脈」和「穴點」，幫全身內臟到筋肉做自癒力運動，消除各種病灶。

呼吸太淺、肌力不足 傷害全身系統！

心血管：肩頸痠痛、心肌無力發冷、心肌梗塞、血氧不足、動脈硬化、心房顫動、中風、失智症、視力衰退、眼球中風、手腳黑死……

呼吸：肺活量不足、肺泡塌陷、呼吸中止或障礙、無法咳痰、慢性阻塞性肺病（COPD）、呼吸道常發炎過敏、語音不清、手腳麻痺……

消化：會厭閉鎖不全嗆到肺炎、吞嚥困難、橫膈膜退化易腸胃病、胃腸脹氣、肥胖、吸收差、便秘、腸癌、免疫力下降、過敏發炎……

神經：自律神經失調、失眠、焦躁憂鬱、腸胃病、運動不協調、行動障礙、腦神經病變、感覺認知異常、五官功能異常、手腳麻痺……

內分泌（腦垂體、甲狀腺、副甲狀腺、腎上腺、性腺）：代謝症候群、四高、骨質疏鬆、身高體重異常、身心症、婦疾、不孕、腫瘤……

筋骨：痠痛發炎、脊椎歪斜僵硬、關節炎、肌無力症、眩暈、左右失調、行動障礙……

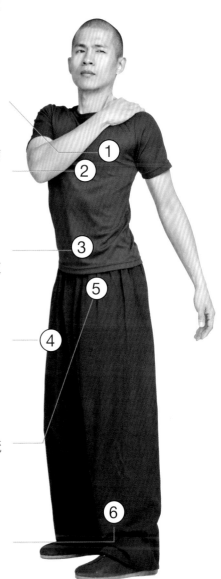

【自測秒懂】
你的呼吸正確嗎？

★ 經常：5分　　有時：3分　　很少：1分　　沒有：0分

1	看胸腔起伏覺得呼吸淺短、急促？	
2	很難做到屏氣？	
3	沒法控制吸氣、吐氣長度？	
4	沒法控制用鼻或口做吸氣或吐氣？	
5	呼吸每分鐘18次以上？	
6	心跳每分鐘100次以上？	
7	不會做腹式呼吸？無法用腹部肌肉按摩臟器？	
8	運動時總是憋氣、閉著嘴巴？	
9	游泳不擅長換氣？	
10	很少散步和運動？運動容易喘？	
11	有心房顫動病史？	
12	有吞嚥困難、常嗆咳？	
13	無法自己咳痰？	
14	空氣中有異味就會咳一下？	
15	喉嚨有異物感？	
16	常頭痛或偏頭痛？	

總分分析▶

0～40分：模範生別熬夜！

你的呼吸方式和健康狀況算良好，只需保持紓壓和運動習慣，注意不要熬夜。建議每週至少2～3天做伸展操或八段錦，以及每小時一次3分鐘的深呼吸。

41～70分：加強上身做操！

健康和呼吸狀況開始退步，應改掉抽菸、酗酒、熬夜習慣。建議每週至少4天做八段錦，並加強上半身段式，以改善亞健康症狀，恢復健康和提升體能。

正確呼吸對人體健康有3大作用：① 舒緩肌肉及關節；② 強化身腦平衡和協調性；③ 促進氣血組織作用。

但，你的呼吸正確嗎？請據實回答評分下列各題，呼吸會反映身體的物理、機能、壓力、睡眠問題，看出健康危機。而且，練習氣功八段錦之前，也應該了解自己的呼吸方式。

17	常感覺肩頸背痠痛或胸悶？	
18	不自覺就會聳肩？	
19	眼睛痠痠的？視力退步？	
20	胃常不太舒服？	
21	容易焦慮、沒耐心、生氣？	
22	對空調、天氣變化容易過敏？	
23	覺得疲倦？	
24	忽然覺得心跳很快？	
25	覺得口很乾？	
26	想要抽菸或喝酒？	
27	經常忘東西忘西？	
28	手腳指冰冷、僵硬、麻麻的？	
29	常熬夜？失眠？打呼？	
30	常便秘？拉肚子？	
總分		

71〜100分：健檢找問題！

可能長久呼吸或運動換氣錯誤，或上身和代謝有宿疾，甚至處於空氣不佳的環境。建議做健檢找出問題，遵行醫師囑咐，並每天早上至少15分鐘做八段錦。

101~120分：尋找做操同伴！

生理年齡已老化，或是長期慢性病患，應繼續遵行醫囑和治療，並每天早晚各做15分鐘八段錦。最好找做操同伴、培養體能方面的興趣，即時舒緩身心壓力。

【自測秒懂】
你的肌力強健嗎？

★ 經常：5分　　有時：3分　　很少：1分　　沒有：0分

1	肢體左右一邊有變萎縮？	
2	肢體感覺僵硬、末梢冰冷？	
3	蹲廁所或馬步蹲不下、蹲不久？	
4	下樓梯、下坡腿發抖？上樓梯很辛苦？	
5	手腳關節伸不直？睡覺時常抽筋？	
6	抬肩動作慢、不完整？	
7	敲膝反射時小腿亂晃？	
8	肢體外開的動作無法完全張開？	
9	活動時覺得關節卡卡的？	
10	單手或單腳無力抬推物？無法單腳站？	
11	身體半邊無力側轉或側撐？	
12	兩腿夾抬物無力？	
13	一手或兩手無法貼耳高舉？	
14	四肢都無力、坐都坐不挺？	
15	手臂內側、大腿內側或腳板漸漸外八？	
16	與人錯身或被撞到容易跌倒？	

總分分析▶

0～40分：年輕人多動多吃！

　　你的肌力尚好，或因為年輕，不覺得肌力流失中。建議做八段錦時，多做幾次強力招式（第二、四、六、七段）；以及每週1～2次肌力運動，注意蛋白質攝取要夠。

41～70分：鍛鍊核心肌群！

　　因缺少運動，或肌肉流失，肌力和體能開始退步，內臟脂肪也在囤積。建議改掉抽菸、酗酒、熬夜、吃甜食，並每週3次針對核心肌群做伸展和肌力訓練。

　　肌力不是男性、年輕人才需要，也不是只有手腳需要強健的肌力。每個人從小到老、從四肢到內臟，都需要肌力來支撐、運作、活動、協調。我們不要等痠痛或行動障礙時，才意識到哪裡的肌肉筋骨受損了。損傷時藥物、按摩、物理治療、手術都只是一時，肌群牽動的組織、神經、氣血等相當複雜，最好平常就鍛鍊自癒力，不然還是很容易復發的！

17	髖骨無法前後彎或站直？	
18	足底筋膜炎？	
19	脊椎常痠痛僵硬？有骨刺？	
20	無法站10分鐘？快走30分鐘？	
21	上肢舉重物時會咬緊牙根？	
22	下肢踩阻力車時手會握拳或壓座椅？	
23	腰圍女生超過80公分、男生90公分？	
24	BMI值大於27或小於18？	
25	流汗、15分鐘的運動每週1次以下？	
26	很少吃動植物蛋白質？常吃甜食？	
27	頻尿、漏尿、尿床？	
28	有吞嚥困難易嗆？無法自己咳痰？	
29	常便秘？拉肚子？	
30	年紀35歲以上？（越年長分數越高……）	
總分		

71～100分：氣功喚回自癒力！

　　你可能有肥胖、三高、體態歪斜、筋骨早衰等危機，需遵行醫囑、健康飲食外，宜選有氧、體適能、氣功等運動，漸進增強，才能提升自癒力，避免耗損。

101~120分：哪裡痛，就動哪裡！

　　千萬別因筋肉無力、病痛就不想動。哪裡痛越要動哪裡，要練功把病灶的氣血動通。先從單肢、半身、被動的物理復健，勤練進步到全身、主動的氣功運動。

速看少林版「八段錦」
千年有名的通脈強身功效！

岳飛創「八段錦」練兵養生，外柔內用流傳千年

　　「八段錦」一詞最早出現於宋代洪邁所著之《夷堅志》，此書內容大多是神怪或異聞雜錄，不過，部分章節很認真地記載宋代名醫事跡，以及獨創的疾病治療方法，當中推崇一套養生功名為「八段錦」。

　　而「八段錦」的由來，最常見說法是南宋名將岳飛（西元1103～1142年）為了打敗金國，而創出一套拳法「崩斷金」來強兵抗侮；後人因音似「八段錦」，又合乎功法特色而改稱「八段錦」。

　　「錦」字，在古代稱各色精絲織品，也比喻珍貴美好的事物。「八段錦」顧名思義由八段招式組成，演練時各個動作優柔綿密，有如中國古代錦緞般之美麗；又各招式對於暢通人體經脈、氣血循環有很好的效果，所以喻為對健康十分珍貴的「錦物」。

最強2特色：八段式各對應特效經脈、臟腑，顧全身系統

（1）動作簡單人人都可練！

　　由八個操式組成，功法簡明流暢，練單招、全套皆可；著重以丹田呼吸導引肢體動作，含括前、後、左、右、上、下之全方位運動，由內而外舒展全身筋肌骨，促進氣血循環和自癒力。

（2）通脈強肌提振自癒力！

　　八個段式各有對應調理的氣行經脈和歸注臟腑，能達到整脈拉筋排毒之效；經脈行經之處皆為養護範疇，是為「養生氣功」、「導引術」，而且比現代的「保健操」更內化全面。其醫理是，藉由「丹田」（下腹）深層吐納啟動氣血能量，調節身心平衡。

5大原理健效：本書教少林版八段錦，調息和拳法更強身

經過近千年演進，坊間有各種版本的「八段錦」，其中段式或名稱、或順序大同小異，都不脫離保健的原理效用：**防病、抗老、塑身、紓壓、養心**（見P.32）。

特別要跟大家說明的是，我武學出身嵩山少林寺，本書是介紹八段錦流傳進少林寺之後，經武僧們特有的武拳醫禪之長處，所融合成的日常保健功八段錦，它經過無數民眾和中醫肯定，如今已廣泛被應用來防止文明病、惡習、慢性病、癌症等。

八段錦段式的命名都是七個字，描述該動作要領和保健效用。少林版八段錦一樣有完整的系統性，很實用又好記：

第1段 ｜ 雙手托天理三焦 P82

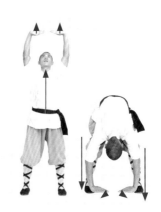

- **動作**：雙手高舉掌心托天，前彎掌心按地，上下拉筋調理胸腔、腹腔、下腹之三焦（上、中、下焦）。
- **通脈**：心經、心包經、肺經、肝經、腎經。
- **特效**：**內分泌系統**，促進代謝排毒。三焦不是器官，是指血管外循環系統，含氣血津液、內分泌、筋膜、器官外膜。此招防治水腫尿滯、糖尿病、神經壓迫、脊椎歪斜、痠痛、失眠。

第2段 ｜ 左右開弓似射鵰 P90

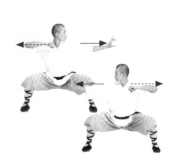

- **動作**：以雙手左右開弓，達到擴胸效果。結合馬步、震腳，強化髖部和腿部，促進提氣循環。
- **通脈**：肺經、大腸經。
- **特效**：**呼吸系統**，舒活肺經、鼻、氣管、肺臟和肺活量，並刺激「胸腺」製造抗癌T細胞。分擔心血管負擔，增加血管彈性；舒緩胸悶、鼻炎、頸肩炎。活絡大腸經則能潤化腸胃，兩經相輔互養。

第3段 │ 調理脾胃單舉手　P100

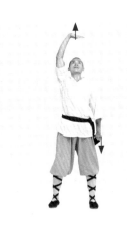

- 動作：一手上托天、一手下按地，上下牽引按摩內臟，增強腸胃蠕動與消化功能，亦可拉伸到側身肌群，和強化淋巴及氣血作用。
- 通脈：脾經、胃經。
- 特效：**消化系統**，特別調養脾胃，脾臟主血液凝固和產生免疫細胞。勤練可調節免疫力，改善腸胃症、便秘、食慾和體重問題，並保養膽囊和胰臟。

第4段 │ 搖頭擺尾去心火　P106

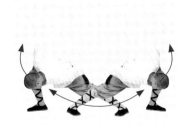

- 動作：馬步為基礎，脊椎腰部為中心，上身往前壓低、左右擺動，搭配鑽動頭部，協調全身運動。
- 通脈：心經、腎經。
- 特效：**神經系統**，讓臟器得到按摩，刺激腹腔內副交感神經，調節自律神經、腰腎、婦科、心神。勤練可消「心火」即「火氣」，避免勞煩、心悸、失眠、頭痛、耳鳴、便秘，甚至腦神衰弱症、焦慮症。

第5段 │ 五勞七傷往後瞧　P116

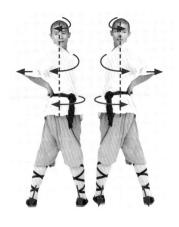

- 動作：上身以脊椎為中軸後轉，舒活中樞神經、任督二脈、三焦、頭頸肌群。
- 通脈：任脈、督脈、膀胱經、膽經、胃經、三焦經、小腸經、大腸經。
- 特效：**循環系統**，「五勞」指五臟心肝脾肺腎勞損宿疾。「七傷」指過飽、怒、力、寒、慮、寒暑、恐懼損傷身心。做後轉激活中柱，改善體質和自癒力。

第6段 | **雙手攀足護腎腰** P122

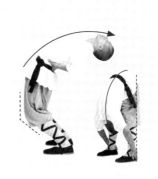

- **動作：**腰後仰屈膝、前彎直腿，強化脊椎、腰肌、腎臟、腎腺、泌尿和生殖系統。
- **通脈：**膀胱經、腎經。
- **特效：泌尿生殖系統**，腎是排水、排毒器官，更可調節泌尿、生殖、內分泌系統。而「腰為腎之府」，護腰就是保護腎臟，腎虛、腰痠、中廣肥胖、痔瘡者應多練此段式。

第7段 | **轉拳怒目增力氣** P130

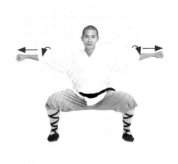

- **動作：**以馬步為基礎，進行「怒目」內化、寸力「轉拳」、向前和向左右「衝拳」。
- **通脈：**肝經、手三陰、手三陽。
- **特效：筋骨系統**、提振腦血循環。「怒目」提神、護肝，肝主筋、主目、主怒，加速排除肝臟濁氣，使精神飽滿。「馬步」強腿、穩定中柱、活絡腿部經脈氣血。「轉拳」增強手脈臂肌，帶動全身氣力。

第8段 | **背後起點舊病消** P140

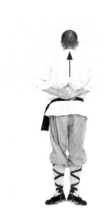

- **動作：**以兩腳跟相接，踮腳站立、落地7次，反覆上下震動全身；雙手後背保持穩定。
- **通脈：**膀胱經、三焦經。
- **特效：心血管系統**、內分泌、自律神經等失調多與生活惡習有關。藉由腳到頭震動全身，放鬆脊椎、神經，能活絡腦下垂體、甲狀腺、性腺，並刺激臟腑，加強機能協調。

十二經脈・任督二脈 【 循行圖 】

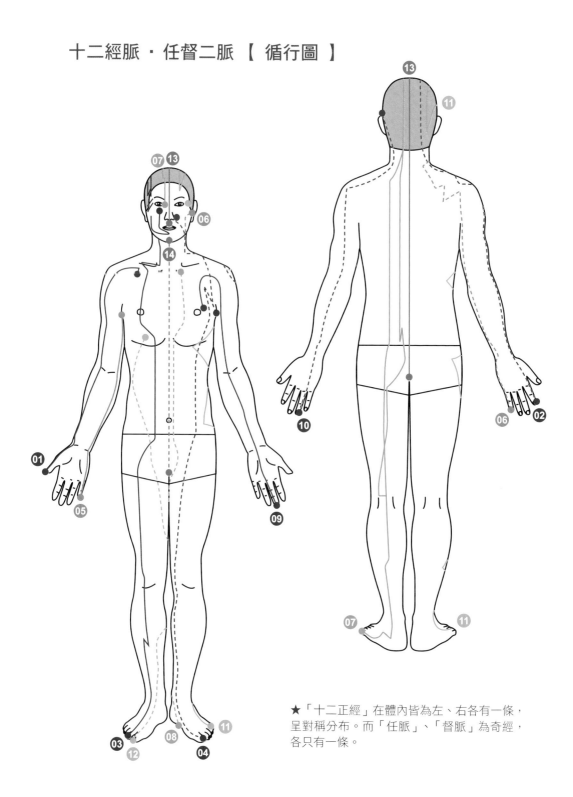

★「十二正經」在體內皆為左、右各有一條，呈對稱分布。而「任脈」、「督脈」為奇經，各只有一條。

十二經脈・任督二脈 【 注養時辰表 】

互為表裡 / 經脈		起迄穴點	循行路徑	注養時辰	氣阻時對應病症
01 陰 / 裡	手太陰肺經	起：中府穴 迄：少商穴	從胸到手（胸→手臂內側前緣→手掌→拇指）	寅時 3～5點	氣管及支氣管炎、哮喘、鼻炎、咽喉炎、胸痛等。
02 陽 / 表	手陽明大腸經	起：商陽穴 迄：迎香穴	從手到臉（食指→手臂外側前緣→肩→頸→臉）	卯時 5～7點	顏面神經麻痺、感冒發燒、蕁麻疹、頸椎病等。
03 陽 / 表	足陽明胃經	起：承泣穴 迄：厲兌穴	從臉到腳（臉→胸→腹→腿外側前緣→足次趾）	辰時 7～9點	胃及十二指腸潰瘍、胃下垂、腮腺炎、中風、慢性闌尾炎等。
04 陰 / 裡	足太陰脾經	起：隱白穴 迄：大包穴	從腳到胸（大趾→小腿內側中間→大腿內側前緣→腹→胸）	巳時 9～11點	重症肌無力、糖尿病、婦科腫瘤、痛風、類風濕性關節炎等。
05 陰 / 裡	手少陰心經	起：極泉穴 迄：少衝穴	從胸到手（胸→手臂內側後緣→手小指）	午時 11～13點	冠心病、心絞痛、神經衰弱、精神分裂、癲癇等。
06 陽 / 表	手太陽小腸經	起：少澤穴 迄：聽宮穴	從手到臉（小指→手臂外側後緣→肩→臉→眼耳）	未時 13～15點	中耳炎、角膜炎、落枕及肩痛、失眠、頭痛等。
07 陽 / 表	足太陽膀胱經	起：睛明穴 迄：至陰穴	從臉走頭到足（目內眥→頭頂→頭後→背→腿後外側→足小趾）	申時 15～17點	肝膽發炎、腎炎、陽痿、宮頸糜爛、坐骨神經痛等。
08 陰 / 裡	足少陰腎經	起：湧泉穴 迄：俞府穴	從足到胸（小趾→足心→腿內側後緣→腹→胸）	酉時 17～19點	腎炎、腎虛、水腫、早洩、中風、休克等。
09 陰 / 裡	手厥陰心包經	起：天池穴 迄：中衝穴	從胸到手（胸→手臂內側中間→手中指）	戌時 19～21點	胸痛、心臟機能漸失、呼吸困難、噁心嘔吐、手肘及前臂無法屈伸等。
10 陽 / 表	手少陽三焦經	起：關衝穴 迄：絲竹空	從手到頭（手無名指→手臂外側中間→肩→頸→側頭部→眼耳）	亥時 21～23點	耳鳴耳聾、眼外角疼痛、顏面神經麻痺、水腫、肘關節無法屈伸等。
11 陽 / 表	足少陽膽經	起：瞳子髎 迄：足竅陰	從頭到足（頭側→胸脇→腿外側中間→足第四趾）	子時 23～1點	肝炎、膽囊發炎或結石、視力衰退、偏頭痛、乳腺炎等。
12 陰 / 裡	足厥陰肝經	起：大敦穴 迄：期門穴	從足走腹到胸（大趾→腿內側中間→腹→胸脇）	丑時 1～3點	高血壓、青光眼、痛經、肝膽發炎、憂鬱症等。
13 奇經	督脈	起：長強穴 迄：齦交穴	從臀走背到頭到上唇（背部中線）	司氣 統全身陽經	腰椎間盤突出、僵直性脊椎炎、退化性關節炎、中風、脫肛等。
14 奇經	任脈	起：會陰穴 迄：承漿穴	從會陰到下唇（胸前中線）	司血 統全身陰經	婦疾、白帶、陽痿、早洩、骨盆腔炎、胸悶氣短等。

出自少林寺的
「少林版八段錦」
是身心兼修的健身氣功

「少林版八段錦」獨到之處：一次學到「禪武醫藝」

　　本書我教的是少林寺的八段錦，緣因我從小在台灣學武術，但大學畢業後申請進入嵩山「少林寺武僧團」修練，順利成為少林寺第34代弟子。故回台成立功夫團至今，教學上秉持少林武學精神「以武揚禪，以禪入武」，以「少林八段錦」為例，傳授學員注重「呼吸、拳法、心法」細節，如：深層調息和連貫性、基本功、用拳勁力和放鬆、預備功法、心法和收功；並重視整體的起承轉合、體神氣形，讓簡單的招式就能實踐修身養性。

　　八段錦這類養生術傳進少林寺之後，功法經過武僧研萃，更能發揮健身效果。且經少林武醫、藥師的實症應用，還融合保健身心的生活對策，全面落實於作息、飲食、醫理，兼修環境和身心涵養，綜觀的話是「禪武醫藝」都有所成長，從運動獲得最大回饋。

少林寺典籍推八段錦「舒筋活血理氣」！
筋長一寸，壽延十年

　　少林寺武術典籍記載，「八段錦」有舒筋活血、調理氣血、促進代謝等功能，勤練可健壯體質、祛病益壽；漢醫也推廣「筋長一寸，壽延十年」。我個人有時教課排太滿，或大量練武運動後體能損耗較大時，也會做八段錦來調節修復。

　　而八段錦的排序，乃考量各段形效、氣力鬆緊、調息銜接，讓身心在和諧中得到最大的保健作用。初學時，建議先練呼吸法、暖身拳法，再把各段式練熟；當呼吸的銜接熟練時，就能整套連做；初學或對症應用時，也可只選幾招練或練單招，但記得前後都要做暖身和收功。

八段錦「氣功」是：
用最小耗損，獲得最大身心能量的運動

　　從練八段錦來接觸氣功運動，是最簡單、CP值又高的方法。只要利用與生俱來的呼吸方式，透過學習調整，讓吸氣、吐氣在體內達到最大效用，如此對外便可以強身，甚至達到超乎平常的運動力；對內則加強氣血代謝，提升自癒力。

　　常也有人問說，「我平常就有做別的運動，多做八段錦有什麼好處？」事實上，每種運動都有正能量能強化身心，也有負能量會耗損體能。如何以最小的耗損，獲得最大的身心能量，這才是人人能做、隨時能做的保健運動。單純做興趣的運動先不討論，但如果你目前做的運動做完後，常讓你感覺體能虛弱、關節磨損、筋肉痠痛，幾天後就算有好也不完全，那表示氣損血虛、「乳酸」堆積在筋肉、大量「自由基」攻擊細胞讓組織衰老。大家真的要慎選適合自己健康的運動項目。

　　這幾年國人有運動習慣的人越來越多，養生氣功像八段錦除了本身有助氣血代謝、淋巴排毒、提升免疫力，因為對強健筋肉彈性、協調力、專注力也大有幫助，學員們也常把它當成是各項運動的輔助訓練，廣受中青年學員喜愛！

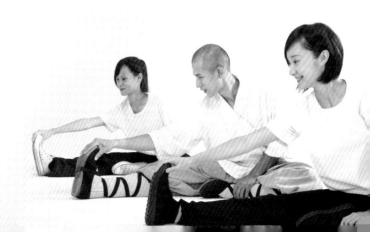

八段錦6大強身功效

1‧想健康 防病

伸展、震動暢通經脈要穴
⇨ 淋巴排毒、免疫力變強！

八段錦的動作主要為拉筋伸展，作用有通氣活血、喚醒免疫系統、促進淋巴排毒。重點在於以氣發勁強肌，如震腳（第2、4、7段）、寸力衝拳（第7段）、踮腳起落震動（第8段），瞬間增強氣血筋骨，可作用到對應的要穴經脈臟腑，產生運動和治症特效，並對頑固滯疾特別有通解效果。

2‧想挺立 歸位

脊椎、手腳全身一次拉直
⇨ 筋骨神經內臟減壓變正！

久坐、肌力不足者常會筋骨歪斜，神經和內臟受壓迫，容易痠麻痛、肥胖，久之變行動障礙。尤其肩胛、脊椎、髖部、膝、踝關節要多做八段錦漸進地移回正位，維持挺直體態，讓經脈、組織器官有足夠空間維持正常機能。

3‧想慢老 年輕

調息、活氧改善臟腑體質
⇨ 排廢代謝、身心變年輕！

八段錦為養生氣功，著重以「調息」導引肢體動作，呼吸正是療病抗衰的能量來源。深層、對位的吐納能加速排除濁氣血滯，提高現行氣血的活性，並帶進新鮮氧氣，使活氧通達全身末梢。延緩氣血循環衰退，就能防病慢老，從內在到氣色都青春。

4‧想健美
塑身

運動、協調拉筋燃脂強肌
⇨ 降低體脂、甩油變緊實！

　　最近流行的瘦身動作：下蹲、轉腰、踮腳舉手拉身，八段錦早就有了。它單招消耗的卡路里雖然不是很多，但能重複做、經常做、最不磨耗關節肌肉，肥胖者也能做，有助提升「基礎代謝率」，讓你變瘦就不復胖；以調息由內帶動肢體運動，消滅內臟脂肪、強化筋肉中柱，瘦得很緊實。大的動作例如光紮馬步，燃脂強肌效果就不輸慢跑、騎單車。

5‧想放鬆
紓壓

吐納、鬆筋速消痠痛壓力
⇨ 助眠解憂、腦力也變好！

　　過勞、壓力、憂鬱，是現代人的黑死病；「心病」有時要「身藥醫」。八段錦以伸展、轉身、上下震動來鬆筋解壓，隨時隨地能緩解神經和筋肉不適，立即平穩情緒、專注思考、提高工作和學習效率。「搖頭擺尾去心火」、「五癆七傷往後瞧」、「背後起點舊病消」等段式，都能大幅改善痠痛、身心症、慢性病、失眠。

6‧想找伴
交流

開眼、交流有益群我成長
⇨ 天地環境、心境變自在！

　　八段錦屬於個人養生功，除了方便自己安排練功時辰（依「經脈注養臟腑時辰」見P29）和地點，也建議配合各段式對應的經脈臟腑，搭配養生飲食、導正作息，營造有益身心的生活環境。此外，藉由與習武之人、功夫班的同好交流，可排解孤單、充實保健和運動知識，吸取正能量，讓自己待人處事更周全，面對生活更自信。

從藥罐子到少林武學傳人這千里路……

大學畢業嫩草莓，寫E-mail給少林寺申請進修

　　我從小體弱多病，父親教我武術強身。從台北輔仁大學畢業後，在外面做的工作沒有一個能持久的；但總想起高中的武術恩師林立慧老師鼓勵我：「學武之人，一定要進少林寺看看。」於是我寫E-mail去申請入寺進修，前後寫了一年上千封電郵，終於獲准入寺修練。

　　直到我拎起行李準備出發那一刻，父母才相信我是認真的，母親當場淚崩，她怕我去少林寺會吃苦，也怕我「出家」，那身為長媳的她怎麼給家族交代。事實上，「出家」和「皈依」是不同的，我這位俗家弟子只是一心要進少林寺練武！

從小耳聾體弱，幸得嚴父恩師調教武學與食藝

　　我天生右耳失聰，自小多病是醫院常客；曾在部隊學武術的父親在我七歲時開始教我練武強身，嚴厲到我懷疑自己是不是他的親生子。但當時健康真的有改善，讓我吃苦當吃補開啟練武人生；當同學們在著迷打game，我則愛去舊書攤找武功秘笈、字典古籍像《古文觀止》。

　　升高中後，幸遇武術恩師——林立慧，老師精通十八般武藝，教學和藹紮實，改變我求勝好強的心態，重新用心學基本功，也學會在求突破的同時，用最平和的方式和自己的身體相處，既充實了身體素質，也改變急躁的心性。

　　老師的養生之道和廚藝更是精湛，我們常在老師家的陽台練功，然後學做菜；老師燒的菜色香味俱全，強調取材天然新鮮當季。這說明為何老師近年年過八旬依然中氣十足、容光煥發；至今我仍深受影響，練功與飲食並重，追求整體健康之道。

熬過少林寺武僧團磨練，成為方丈第一位台灣傳人

初上少林寺時，嵩山是零下3度的冰蒼白雪，每天要清晨四點半起床練功，練十幾個小時才休息。和兩千多個師兄弟住在「少林寺武僧團」培訓基地，看過很多人受傷、逃跑、考核不合格被退訓；我也因為想家、水土不服、主修鐵頭功似酷刑，好幾次想放棄。環境逼我這菜鳥向師兄師父請益，熬過第一年才覺得訓練對身體的負擔沒那麼苦了，加上師父釋永信方丈選我進「少林寺武僧團」，總算能開始進階的功法和心法修行。

少林寺永信方丈個性不慍不火，不怒而威，多年來我從不見師父發脾氣，即使我犯錯，師父也是悉心教誨，以言教和身教感化我衝動的內心，得其引領而漸聞智慧、得大自在，成為他親收的第一位台灣弟子，賜法名「延勝」，成為少林寺第34代傳人。

「定靜安慮得」傳授少林志業！修行普渡只在一念間

歷經少林寺兩年洗禮，2006年我回到台北成立「釋門少林功夫團」，想為大眾貢獻所學，不只是鐵頭功、易筋經、少林拳、達摩劍、陰手棍等武術，還有從小健身的學經歷。正如師父說：「修行不必在叢林之中；普渡眾生也只在一念之間。」

少林武學講究「以武揚禪，以禪入武」，像「八段錦」屬於「靜功」，是各種養生術的身心基礎，人人可練，簡易見效。這主題的書我已出過幾本，書中都有系統的介紹少林暖身操、拳法、八段錦，以及對症應用、養生飲食、學員問答，本書還創新介紹八段錦結合科學的「肌肉解剖圖」，和時下運動的輔助訓練，希望幫助每個人找到切身的保健之道！

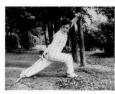 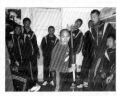 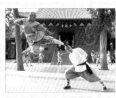 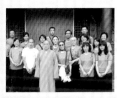

高中時期武術恩師林立慧老師。　少林寺武僧團培訓基地宿舍。　師父指定我主修「鐵頭功」，痛不欲生。　帶台灣學員到少林寺朝山，拜見永信方丈。

現代醫院把「呼吸訓練」
列為肌力運動第一課

發現人體最大器官「間質」，
和癌症轉移、淋巴免疫、發炎有關

寫這本書時，發生兩件事讓我印象深刻。第一是看到2018年一篇讓中西醫界都興奮的最新報告，美國西奈山以色列醫院和紐約大學團隊在《Scientific Reports》期刊發表研究成果——他們在病人膽管旁發現一層像薄海綿的活組織，是一張充滿液體、由很多能膨脹和變扁的軟管交織成的大網子，包住氣管、肺、胃腸道、膀胱等臟器，而且延伸到動脈、肌肉筋膜和皮膚底部，組成一個輸送系統，規模不輸淋巴、血管（原文：http://t.cn/RDPzaZ0）。

這個大網子叫「間質」（Interstitium），多年前的解剖、顯微技術陽春，觀察乾的切片只覺得這是「組織細胞間的小空隙」而已；如今技術可看出健康活組織厲害之處——「間質」可算是全身最大的器官（佔總體積20％約10公升，比皮膚還大），且研判可能是癌症轉移的管道，而中醫可能兩千年前就知道它的存在。

發表重點（1）：研究胃癌等癌症者的腫瘤碎片殘跡，推測癌細胞會跑進「間質」，再滑到相連的小淋巴管，藉淋巴系統轉移全身。

發表重點（2）：正常的間質可當身體緩衝墊，保護內臟；異常時可能和水腫、胰腺炎、膽管炎、腸炎有關。

發表重點（3）：間質通過真皮層，可能影響傷口痊癒快慢。

發表重點（4）：抽驗間質液，可當作診斷癌症炎症的指標。

「間質」符合中醫之「三焦」，與呼吸、消化、排泄有關

中醫對此報告也很興奮！「間質」和中醫兩千年前《黃帝內經》所言「三焦」一比，竟然所指相符——三焦是上、中、下焦的統稱；上焦於胸如霧、主氣血宣納呼吸，中焦於腹如漚（水泡）、主消化，下焦於下腹如瀆（水渠）、主排泄。三焦負責調節輸送津液、水分、氣血，是五臟六腑的「六腑」之一。

「三焦」的所在位置與作用和「間質」這麼符合，只是古書沒有說明「三焦」到底是什麼物質。現在發現「間質」這活組織大到可列為器官，很可能替三焦找到解剖學的科學基礎。

八段錦從第一段就練「三焦」的呼吸和肌力

中西醫都指出「三焦」＝「間質」對防病抗癌的重要性，難怪近來很多人關注到三焦所在「身體核心區」的保健運動。而「氣功吐納」能從體內讓津液氣血膨彈間質、保濕組織活性；讓核心肌群強健，鞏固三焦經脈網絡暢通。

以前大家對「三焦」的概念模糊，現在明白「間質」的重要了，不過可能還是不知道怎麼保養它。其實很簡單，就從「正確呼吸」做起。當然我推薦大家練做氣功，尤其八段錦第一段就是「雙手托天理三焦」，另七段也都運動到核心胸腹腔。

術後復健病人第一課「吸球運動」：吸起3顆球、撐5秒

這讓我想到第二件印象深刻的事，最近一位學員的媽媽中風，在醫院做完手術取出阻塞腦血管的幾個小血塊（見下頁照片），不過是幾個小紅點，話說再晚個幾小時就會讓人變植物人、肢體殘障、失智失語失明失禁、無法吞嚥……；幸好她搶救及時，但即使行動恢復，腦傷認知和失語問題也要長年復健，請醫院看護一天2200～3000元、請居家照服員一

個月6萬還要供餐、住院復健一個月3萬多而且還不見得有床、請外傭要等幾個月、私人語言／職能／物理課1小時1600～3000元、針灸6次1500元、每次的交通費、添購行動輔具、無障礙改裝、抗凝血劑適應問題……等等，每個月至少8萬元的照顧費，沒多生幾個子女分攤還真不行！

據說很多重大傷病術後復健，醫院都要病人買吸球器做「吸球運動」（見照片），防止肺泡塌陷、改善呼吸道肌力，目標是一口氣吸起3顆球、撐5秒，且每天要練幾十次。此外才是吞嚥和語言練習、物理運動治療、職能訓練等。

人只要生病受傷，家人也會很辛苦，尤其對二度發生的恐懼從此如影隨形。大家都想問：「為什麼會中風？」醫生也沒法斷定原因，只有致命點是一樣的──「一切都在氣血裡。」

一般人體血管內血塊兩天就會形成，但誰知道它會順利代謝掉？還是流到哪裡塞住呢？

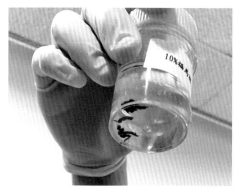

腦中風者術後取出的小血塊。

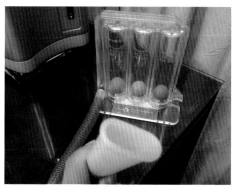

醫院指定術後復健者每天用呼吸器做「吸球訓練」。

「八段錦」4D動作設計
是最佳全身徒手健身法

　　為了擁有良好的「呼吸力」和「肌力」，大家都知道運動很重要！選擇運動項目時，除了健身效用、實用度，相信大家也希望它能更有變化、有趣一點。

　　若肢體動作只是反覆從這點到那點，這是2D設計（D＝Dimension維度，指時空座標或層面），像小孩或復健者把東西從左手換到右手、重複抬膝，很快就覺得無聊。

　　3D是肢體上下、左右、前後（X、Y、Z軸）進行活動，各方位處於立體深度環境，像一般體操招式運動特定關節或肌肉，下蹲、轉腰、抖肩等，或到打擊場練習打棒球。這比較像看3D電影，感覺自己身歷其境，過程也算刺激。

　　最近流行4D電影，放映的戲院必須大成本改裝，不但採3D立體環繞的放映系統，而且隨劇情椅子會動、會颳風下雨、灑味道、變化溫度光影等，讓觀眾從認知到身心都成為主角，體驗大呼過癮！用棒球比喻，就是參加一場完整球賽，有體能也有策略運用過程。

「八段錦」每次3分鐘做全套或單段3次，
身心都有健康效果

　　我推薦八段錦的動作屬於4D設計，一是它從暖身、單招到套路可彈性安排；二是動作從內在呼吸導引肢體全方向運動，即使單招也可掌握全身或特定筋肉部位、順序、方向、力度；三是從腦神意念主導軀體運動、自主起承轉合的過程體驗，養成與空間、時間、身心、環境的協調整合，每次做的感受都不同。而且你不需要道具，也沒有時地限制，用零碎的3到10分鐘每次做單招或全套，就有健康的身心效果。

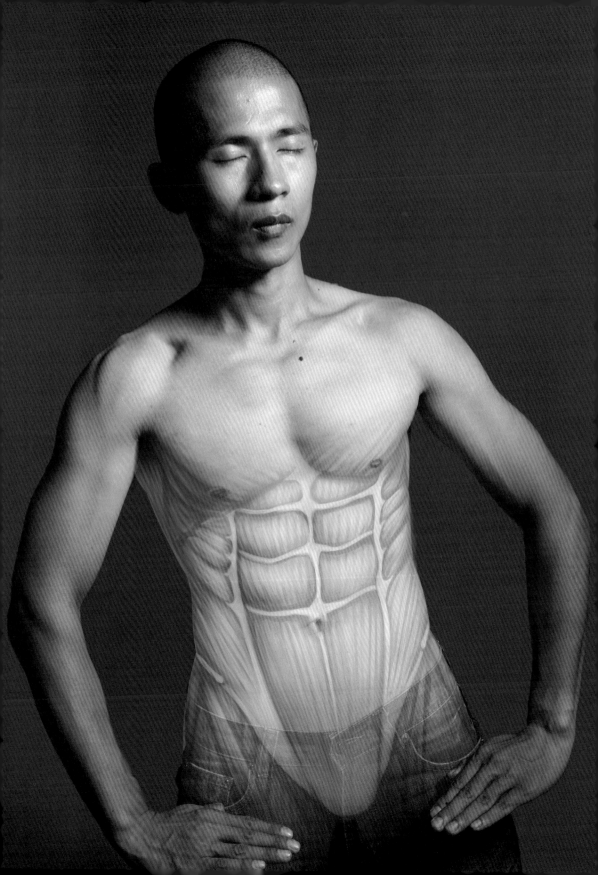

做八段錦前暖身伸展
「呼吸＋關節＋筋肉訓練」，
由內引燃能量！

人體重要肌肉圖【正面】

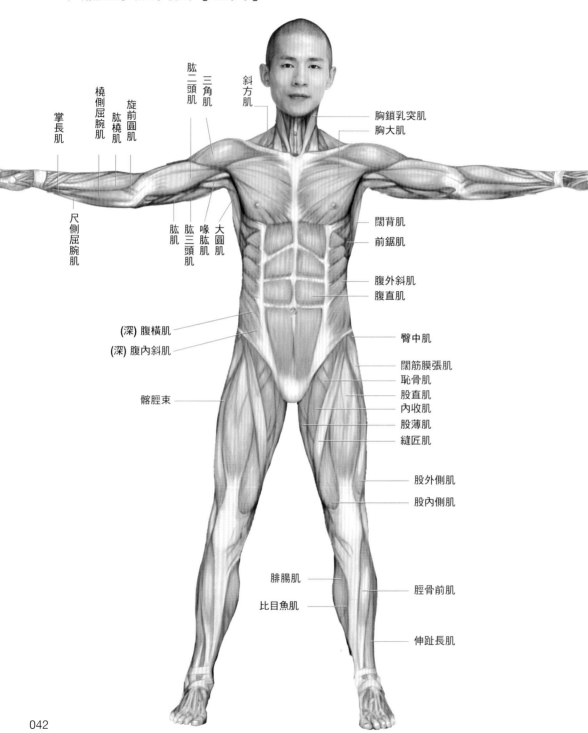

掌長肌

橈側屈腕肌

肱橈肌

旋前圓肌

肱二頭肌

三角肌

斜方肌

胸鎖乳突肌

胸大肌

尺側屈腕肌

肱肌

肱三頭肌

喙肱肌

大圓肌

闊背肌

前鋸肌

腹外斜肌

腹直肌

(深) 腹橫肌

(深) 腹內斜肌

臀中肌

闊筋膜張肌

恥骨肌

股直肌

內收肌

股薄肌

縫匠肌

髂脛束

股外側肌

股內側肌

腓腸肌

比目魚肌

脛骨前肌

伸趾長肌

人體重要肌肉圖【背面】

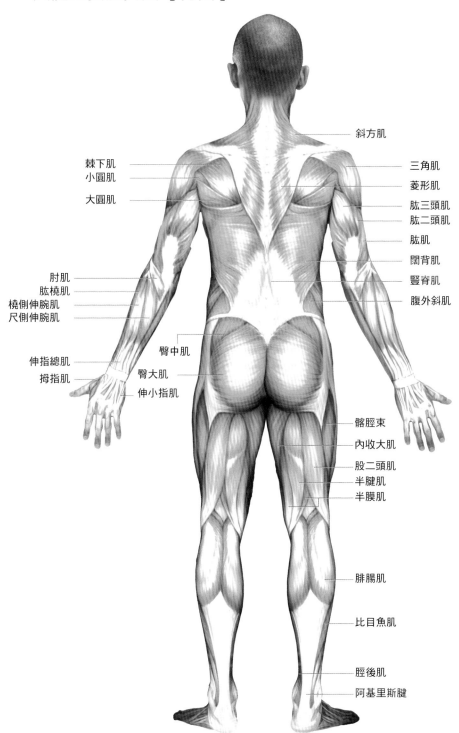

斜方肌

棘下肌
小圓肌
大圓肌

三角肌
菱形肌
肱三頭肌
肱二頭肌
肱肌
闊背肌
豎脊肌
腹外斜肌

肘肌
肱橈肌
橈側伸腕肌
尺側伸腕肌

伸指總肌
拇指肌

臀中肌
臀大肌
伸小指肌

髂脛束
內收大肌
股二頭肌
半腱肌
半膜肌

腓腸肌

比目魚肌

脛後肌
阿基里斯腱

4種「呼吸法」
強化核心胸肌、橫膈膜、腹肌

　　氣功和一般運動最大的不同，就是特別注重呼吸與施力的搭配運用，而少林寺的八段錦更講究「呼吸調息」的細節。除了先練熟做操動作、搭配鼻吸嘴呼，大多為「腹式呼吸」，還要配合意念、吐納深淺、腹胸腔使力，讓吸入的氧氣和緩運行，向下沉氣於丹田，上至肺臟、胸腔、頭部。不過，初學者也別擔心會手忙腳亂，**動作還不熟練時，只要配合自然順暢呼吸就好。**

　　而配合肢體步驟，本書我把呼吸法分4要點 —— 吸氣（提氣）、屏氣（行氣）、吐氣（喝氣）、停氣，且標注在各步驟照片旁邊，幫助學員掌握「以呼吸發勁、以調息導引身心能量」的練功訣竅，並且能推開阻塞的經脈穴位，帶走讓人痠痛生病的濁氣，達到保健效果。

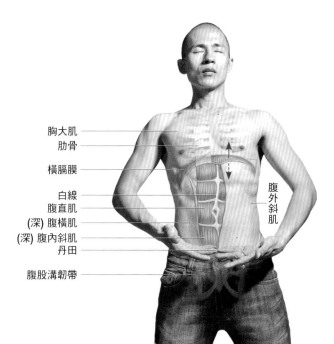

胸大肌
肋骨
橫膈膜
白線
腹直肌
(深) 腹橫肌
(深) 腹內斜肌
丹田
腹股溝韌帶
腹外斜肌

腰腹最容易堆積脂肪，很難練出肌肉。透過呼吸由核心內部健身，能夠事半功倍而且持久。最基本的「腹式呼吸」，鼻子吸氣進丹田，腹腔擴張，橫膈膜上升；嘴巴吐氣時，橫膈膜下降，腹腔內縮。

八段錦呼吸法「吸、屏、吐、停」就是幫內臟做運動

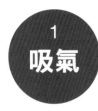 **➤ 吸氣丹田 ＋ 漲腹 ＋ 提肛**

　　八段錦主要應用2種呼吸方式：「腹式呼吸法」和「提肛呼吸法」互相搭配，確保吐納都很深緩，確實達到按摩內臟、由內發力之效。

　　「腹式呼吸法」是吸氣時，把氣吸滿至丹田（肚臍下4指幅寬處），小腹會微微漲滿；「提氣」則是動作之初，不完全吸飽氣，可能只有吸氣一到三分的啟動狀態；而吐氣時，腹肌要內縮慢慢地將氣送出體外。要注意，過程中雙肩不應該聳起，身體是放鬆的狀態。

　　「提肛呼吸法」是臀部和肛門配合吸氣夾緊、吐氣放鬆，可以鍛鍊下身肌肉、活絡經脈氣血。

 **➤ 屏氣 ＝ 行氣，不是閉氣**

　　每當做操到最重要步驟，會稍微屏氣維持動作、伸展肢體。這時學員很容易犯的錯誤，就是以為「屏氣」是「閉氣」而忘記呼吸。

　　「屏氣」不是「閉氣」，屏氣雖然暫時沒有呼吸氣體進出，但既存之氣仍在體內運行，且應「意守丹田」，此刻要集中意念在持住氣，不要放掉，也不要過度緊張而聳肩撐肚，或難喘急放。

3 吐氣 ➤ 吐氣 ＋ 鬆腹 ＋ 鬆肛

我常跟初學者說，想像人體是個皮囊氣球，這樣呼吸要領就很快上手。所以呼吸時，「吸氣漲腹提肛、呼氣鬆腹鬆肛」，配合這個口訣，練功更加順暢，調理身心的效果也較佳。

吐氣時鬆腹、鬆肛，就是把氣從口鼻呼吐出去，腹部和臀部、肛門的肌肉也全部放鬆，藉由「鬆勁」把體內廢氣排除。

4 停氣 ➤ 停氣 ＋ 收功 ＋ 靜心

若配合八段錦的動作來整理呼吸方法，也有一句口訣：「起吸落呼，開吸合呼，蓄吸發呼。」

當起身、動作伸展時為提氣或吸氣；落下歸合時則吐氣；而有些動作在吸氣後，或伸展到極致處會屏氣、蓄氣停頓片刻，行氣在身體內停留，或慢一點再吐出體外。而最後動作結束時，雖然口鼻中的氣已經吐盡，表面上看似氣停了，但體內的氣務必要做「收功」歸沉丹田，讓身心平息靜心後，才能再進行下一段式，或回歸起居。

八段錦暖身必知！

5式「關節伸展操」
順逆伸轉，常保筋骨最佳表現

　　前文說到「八段錦」的由來，大家已經知道民間流傳有大同小異的不同版本，而本書教的是我在少林寺時練的「八段錦」，所以練功前的暖身操，我也是精選結合基礎少林拳法之「關節伸展操」、「拉筋伸展操」、「強力少林拳」。它們不管是作為八段錦的暖身，或平常單獨練習，都能立刻活絡關節、拉筋伸展、提氣凝神，兼具健身養生多重功效。

暖身10分鐘活絡關節、拉筋伸展，練功超上手！

　　跟做任何運動一樣，練八段錦前也要做暖身操、運動後做舒緩操，各至少10分鐘。正確的暖身能增強四肢、關節、韌帶、筋肉等彈性，讓肢體充分伸展、放鬆、協調；同時，搭配深層的調息呼吸，慢慢加強心肺承受度，以及疏通瘀積不順的經脈穴點，讓練功時動作更順暢，氣血筋肉作用更加倍，也避免受傷。

　　關節伸展操：重點在脊椎轉體、轉肩、轉腕、抬膝、轉踝關節、壓腳背，以順向、或反向緩和地、由小漸大範圍繞轉，拉闊或緊縮肢體，活絡關節韌帶，並刺激行經筋脈和穴點。

　　拉筋伸展操：重點在找到肢體最大伸展範圍，牽動核心肌群、內臟組織、筋膜經脈，整理氣血養分之通道，且練就彈性、運動功率。

　　強力少林拳：屬於進階暖身操，以內氣吐納帶動肢體施力到位，對強健肌力、練習八段錦效果更佳，與多種拳法武術的基本功相輔相成。

人體重要骨骼圖【正面】

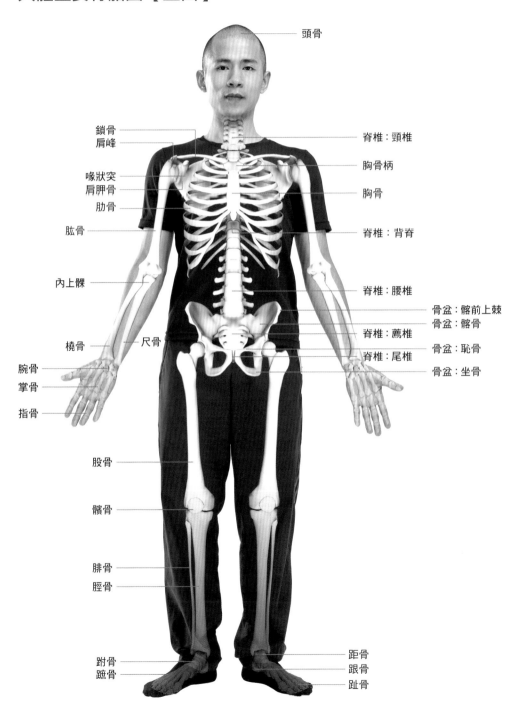

頭骨

鎖骨
肩峰

喙狀突
肩胛骨
肋骨

肱骨

內上髁

橈骨　尺骨

腕骨
掌骨
指骨

股骨

髕骨

腓骨
脛骨

跗骨
蹠骨

脊椎：頸椎

胸骨柄

胸骨

脊椎：背脊

脊椎：腰椎

骨盆：髂前上棘
骨盆：髂骨

脊椎：薦椎
骨盆：恥骨
脊椎：尾椎
骨盆：坐骨

距骨
跟骨
趾骨

人體重要骨骼圖【背面】

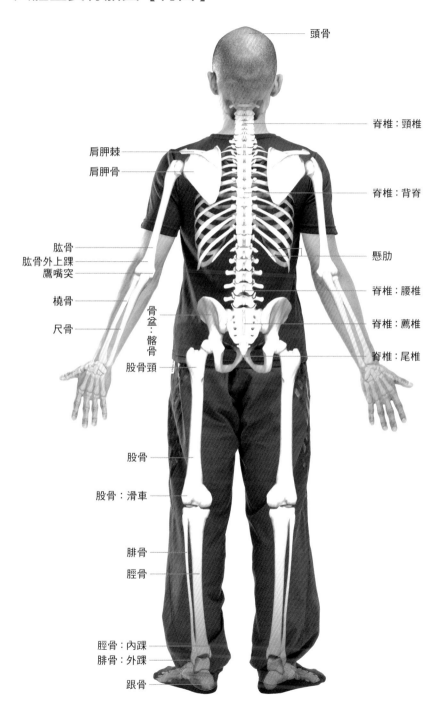

頭骨

脊椎：頸椎

肩胛棘
肩胛骨

脊椎：背脊

肱骨
肱骨外上踝
鷹嘴突

懸肋

脊椎：腰椎

橈骨

脊椎：薦椎

尺骨

骨盆：髂骨

脊椎：尾椎

股骨頸

股骨

股骨：滑車

腓骨
脛骨

脛骨：內踝
腓骨：外踝

跟骨

關節伸展操 ❶

頸繞環

> 伸展關節

頸椎・肩胛・後腦・眼肌

脖子繞圈的動作很簡單,但也是有要領,才能有效果又不會受傷。要以頸椎最大伸展範圍由前、左、後、右繞回,速度要慢,勿過度拉扯和聳肩。保持呼吸平順,均衡拉伸頸部肌肉、活動頸椎,可立即治痠減壓,活絡肩頸腦眼穴位。

★人體肌群多為左右各一對稱分布,做操時左右次數、力度宜相同。礙於版面,本單元僅標出單側肌肉名。

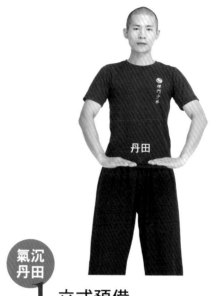

丹田

> 氣沉
> 丹田

1 立式預備

雙腳張開與肩同寬,肩膀放鬆,雙掌向上提氣、向下沉氣,調息呼吸平順。

▶ **STEP**

> 去吸
> 回吐

2 頭頸四點繞行

頭頸依前、左、後、右慢慢繞行3次,再反向繞行3次,各方位要均衡伸展。

重點!

❶ 不可聳肩,繞頸速度要慢,以免頭昏。

❷ 眼睛隨繞頸轉動,運動眼球。

❸ 繞到後仰處稍停,拉伸下巴、脖子、上胸;繞回前彎處也稍停,拉伸頸椎、後腦。

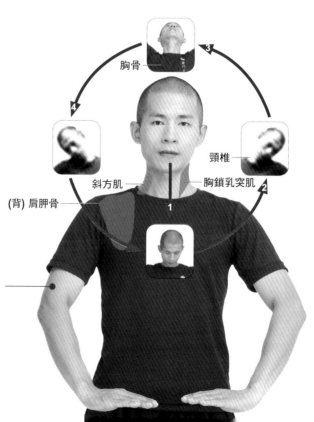

胸骨

頸椎

斜方肌　　　胸鎖乳突肌

(背) 肩胛骨

基礎暖身

關節伸展操 ❷

肩繞環

伸展關節

肩關節・頸椎・胸背肌

「肩繞環」是雙肩一起向後轉、向前轉、一前一後轉，慢慢活動肩關節，並牽引胸椎、頸部、背胛等筋脈要穴，如肩井穴、天宗穴、膏肓穴，舒緩肩頸壓力和僵硬感，並促進心肺氣血循環。

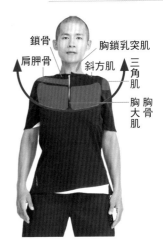

鎖骨　胸鎖乳突肌
肩胛骨　斜方肌　三角肌
胸大肌　胸骨

吸氣三分

1 立式，雙肩向後轉

雙腳張開與肩同寬，雙手自然垂下置於腿側，調息平順。雙肩一起往後轉動數次，胸椎往前頂，自然呼吸或吸氣三分滿。

> **STEP**

重點！

轉肩時，脊椎隨之前後翻動，但保持於身體中軸，勿左右移動。

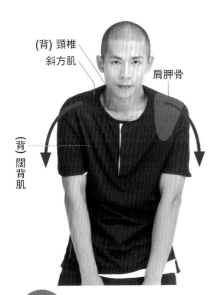

(背) 頸椎
斜方肌
肩胛骨
(背) 闊背肌

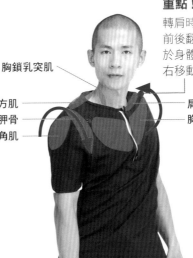

胸鎖乳突肌
斜方肌
肩胛骨
三角肌
肩胛骨
胸大肌

吐氣三分

2 雙肩向前轉

慢慢吐氣，雙肩往前轉動數次，胸椎往後推縮。

呼吸平順

3 肩膀一前一後轉

肩膀一前一後、左右各和緩轉動3次。站正、調息完成。

051

關節伸展操 ❸

臂繞環

伸展關節

肩關節・頸胸背・臂肌

手臂向後上、向前下畫大圓，利用大落差離心力擺動，馬上就鬆活手肩頸筋肉、促進上身氣血循環、按摩三焦臟腑，讓呼吸代謝全面作用。蝴蝶袖、電腦手、凹胸駝背者更需要長期練習，只要徒手做操就能改善體態！

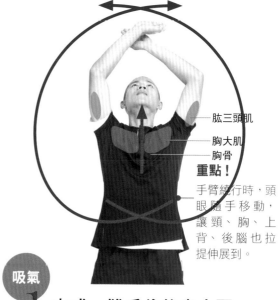

肱三頭肌
胸大肌
胸骨

重點！
手臂繞行時，頭眼隨手移動，讓頸、胸、上背、後腦也拉提伸展到。

吸氣

1 立式，雙手往後畫大圓

雙腳打開與肩同寬，雙手自然放在兩腿側。慢慢吸氣，雙手往身體內側畫大圓移到頭頂，手掌相疊；肩臂後拉，胸椎挺前。

> **STEP**

吐氣

2 雙手往前畫大圓

慢慢吐氣，雙手往身體外側畫大圓，移到下腹前面交叉，肩臂頭前縮。反覆數次，調息收腿。

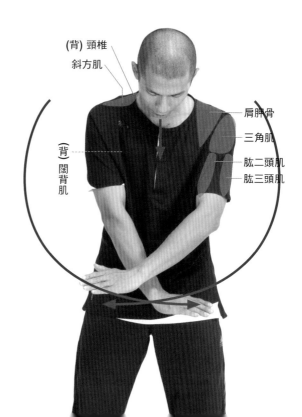

(背) 頸椎
斜方肌

肩胛骨
三角肌
肱二頭肌
肱三頭肌

(背) 闊背肌

基礎暖身

關節伸展操 ❹

轉腰

〔伸展關節〕

腰胸頸椎・腰肌・臂肩

「轉腰」的關鍵是中軸脊椎不可
左右偏移，而上身含：手肩頭
眼頸胸腰都大幅度、慢慢往後
翻轉，可改善脊椎歪斜、腰背
痠痛，且減少腰腹和內臟脂肪
囤積。建議每回一左一右連做
10次，效果更好。

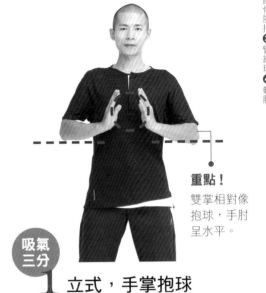

重點！

雙掌相對像
抱球，手肘
呈水平。

**吸氣
三分**

1 立式，手掌抱球

雙腳打開與肩同寬，調息後肩膀放
鬆，雙掌於胸前呈抱球姿勢。

> **STEP**

**轉吸
回吐**

2 腰頭肩後轉

以脊椎為中軸，腰往左
後轉，頭眼肩手隨轉；
手臂可稍微出力，確保
上身平穩。吐氣回正，
再換轉右後方；一左一
右做10次。

重點！

意識專注以脊椎做中軸，
慢慢往後轉動身體；上身
保持直立，雙手保持一樣
的間距和水平，有助保持
平衡。

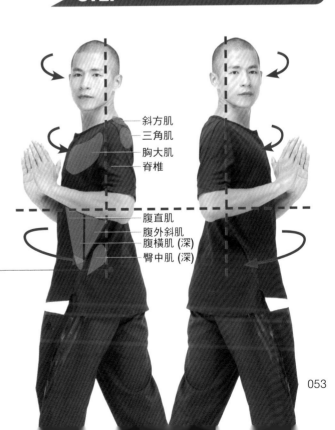

斜方肌
三角肌
胸大肌
脊椎

腹直肌
腹外斜肌
腹橫肌 (深)
臀中肌 (深)

關節伸展操 **5**

抬腿

伸展關節

髖膝踝關節·臀腿肌

抬腿可強化髖部、膝蓋、腳踝關節，促進下身氣血循環，防治水腫、四肢冰冷、痛風、關節炎，還能瘦腿、提臀、慢老。但提醒心血管病者，抬腿動作要慢，做少次數就好；有關節病痛者，膝蓋或腳跟微抬即可。

> **STEP**

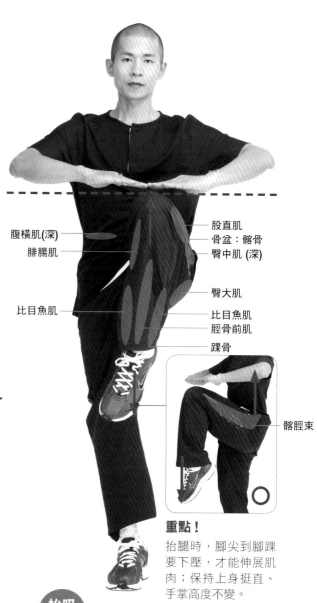

腹橫肌(深)
腓腸肌
比目魚肌

股直肌
骨盆：髂骨
臀中肌 (深)
臀大肌
比目魚肌
脛骨前肌
踝骨
髂脛束

重點！
抬腿時，腳尖到腳踝要下壓，才能伸展肌肉；保持上身挺直、手掌高度不變。

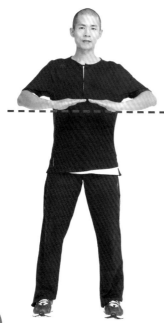

吸氣 三分

1 立式，提臂平掌

雙腳打開與肩同寬，身體挺直，調息後，雙手掌心朝下，平放胸前。

抬吸 放吐

2 抬單腿碰掌

單腿膝蓋抬起碰掌心，平衡片刻，再換腳練習。初學者左右交替練3次，熟練後練10次。

八段錦暖身必知！

5式「拉筋伸展操」

找到最大極限，強健筋肉彈性

　　我教大家暖身時做的「關節伸展操」、「拉筋伸展操」、「強力少林拳」，除了有助於接下來做各種氣功武術，它們各自也是單獨的基本功、健身操，平常能針對你需要紓壓鍛鍊的部位做應用。

正確拉筋，筋肉彈性可拉長到1.5倍

　　當我們做操運動時，肢體必需靠關節支撐轉動、靠筋肉移動。關節和骨頭的位置本身是固定的，但正確拉筋，肌肉的長度可達1.5倍！

　　當筋肉能練到這麼好的彈性，不但能與關節骨頭的運轉支撐相輔相成，而且能提高能量代謝的功率，達到更好的運動表現（範圍、力度、速度等），以及纖長的體態，讓身心內外都能慢老，看起來也很年輕。

　　反之，人體的肌肉量會隨年齡持續流失，很容易因為運動、營養不足，而筋肉越來越緊縮虛弱，此時一來氣血不足而痠痛衰病，二來脂肪囤積，即使吃得不多也變胖，而且體態歪斜變矮，甚至連日常行動都越來越不方便。

　　所以說，我常提醒初學者，即使你現在只學會暖身幾招，就應該每天練習反覆拉筋，盡快開始做操健身！

拉筋伸展操 **1**

轉腰側伸

拉筋肌肉
腰腹・側腰臀・臀肌

「轉腰側伸」動作分兩部分：
「轉腰」拉動腰、腹、側臀等
筋肉經脈；「側伸」活絡平常
很少運動到的臂側、體側、上
背，可以加強肩關節和上身筋
肉柔軟度，促進氣血循環，尤
其可改善上身痠痛、五十肩、
肩頸僵硬。

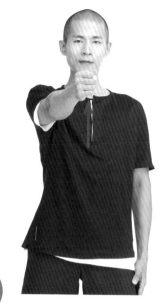

吸氣

1 立式，右手持拳同肩高

雙腳打開與肩同寬，調息後，右手握
拳，拳眼朝上，往前伸直與肩同高。

> STEP

吐氣

2 手腰向左後轉

右手伸直，帶動腰部往左後
方轉；左掌用力扣住右肩。
左轉10次後，回正換手。

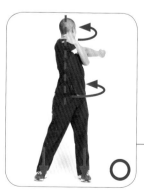

重點！
轉身時，頭眼隨手動。下
肢保持穩定，腳掌要貼
地，不可翹起。

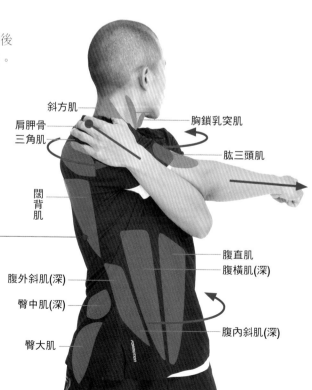

斜方肌
肩胛骨
三角肌
胸鎖乳突肌
肱三頭肌
闊背肌
腹直肌
腹橫肌(深)
腹外斜肌(深)
臀中肌(深)
腹內斜肌(深)
臀大肌

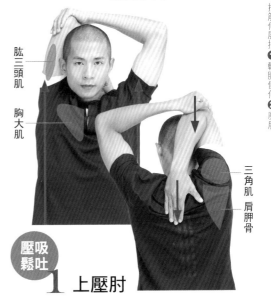

肱三頭肌

胸大肌

三角肌
肩胛骨

拉筋伸展操 ❶ 轉腰側伸 ❷ 壓肘

基礎暖身

拉筋伸展操 ❷

壓肘

拉筋肌肉

肘臂・胸背・腋窩淋巴

「手臂上舉壓肘」可拉伸腋窩淋巴腺，促進淋巴排毒、改善上身痠痛，並拉動身體內外兩側肌群，活絡肩臂，緊實上臂肌群。「背後壓肘」則拉伸到臂肩、背部、後腰；如手肘無法彎到背後，不要勉強，可先從手背貼在腰後練習。

壓吸鬆吐

1 上壓肘

雙腳打開與肩同寬，調息後，右掌向下貼住後背；左手扣住右手肘，往後下壓10次，換手練習。

> STEP

壓吸鬆吐

2 下壓肘

右掌掌背直貼於後背中柱，左手扶右肘，往上推10次，換手練習。

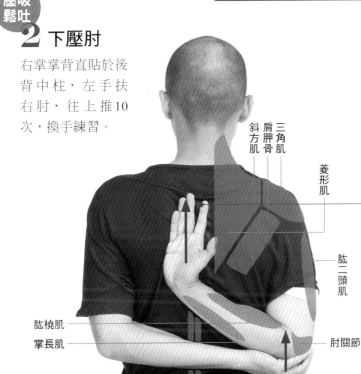

斜方肌
肩胛骨
三角肌
菱形肌

肱二頭肌

肱橈肌
掌長肌

肘關節

豎脊肌

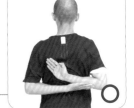

重點！

❶若一手碰不到另一手手肘，只要抓住能碰到的部位做推壓。

❷若掌背舉貼不到後背，可橫貼在後腰練習，也有拉伸作用。

拉筋伸展操 ❸

雙手後接

拉筋肌肉
肘臂・胸背脊・腋窩淋巴

此招延續「壓肘」，加強拉伸臂膀肘，且伸展到腋窩、胸腹、背脊，讓上身經脈筋肉完全舒展。可改善慢性疲勞、內分泌失調、肩背痠痛、五十肩、肘腕炎，並矯正體態。若一開始雙手無法相扣，可先練上頁「上壓肘」和「下壓肘」鬆一下筋。

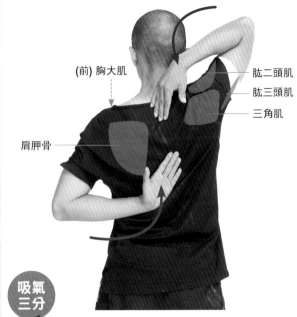

(前) 胸大肌

肱二頭肌
肱三頭肌
三角肌

肩胛骨

吸氣三分

1 右掌貼後背，左掌背貼脊椎

雙腳打開與肩同寬，調息後，右掌從肩膀向下貼後背；左掌背從後腰往上直貼脊椎。

▶ STEP

呼吸平順

2 雙手相扣

左手向上、右手向下手指扣住，雙手輕拉10下後換手練習。

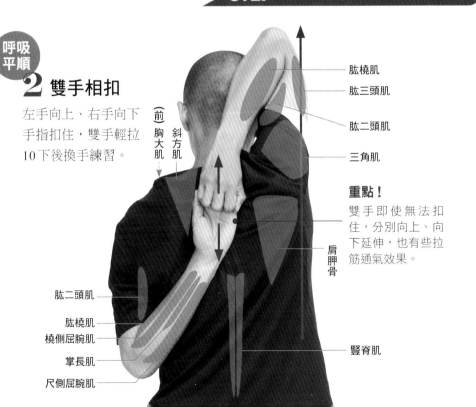

(前) 胸大肌

斜方肌

肱橈肌
肱三頭肌
肱二頭肌
三角肌

重點！
雙手即使無法扣住，分別向上、向下延伸，也有些拉筋通氣效果。

肩胛骨

肱二頭肌
肱橈肌
橈側屈腕肌
掌長肌
尺側屈腕肌

豎脊肌

基礎暖身

拉筋伸展操❹

弓步壓腿

[拉筋肌肉]

大小腿‧膝關節‧腰臀

腿部「前弓後箭」，將全身氣力送到下身筋肉經脈，有益消化代謝、循環系統，並鍛鍊腿、臀、腰肌群關節，改善痠痛、冰冷。做此暖身後，對練馬步、八段錦的「左右開弓似射鵰」、「搖頭擺尾去心火」、「轉拳怒目增力氣」都更見其功效。

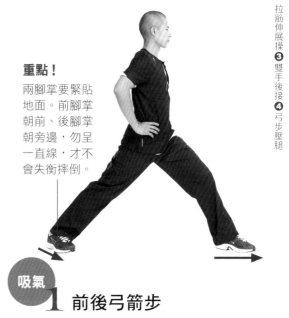

重點！
兩腳掌要緊貼地面。前腳掌朝前、後腳掌朝旁邊，勿呈一直線，才不會失衡摔倒。

吸氣

1 前後弓箭步

雙腳打開肩寬兩倍，轉「前弓後箭」站穩，雙手握住腰側，穩定重心。

> **STEP**

吐氣

2 按壓前膝

身腿重心下移，雙手放到前腳膝蓋上，用力按壓10次，換腳練習。

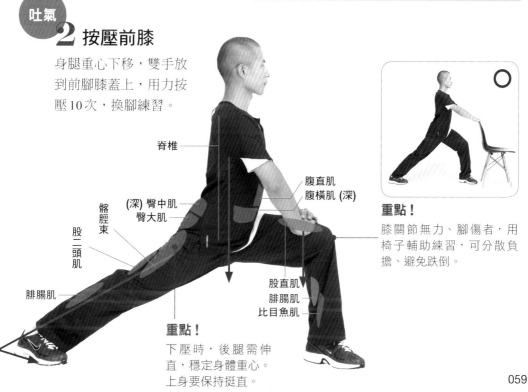

脊椎

(深) 臀中肌
臀大肌

髂脛束

股二頭肌

腓腸肌

腹直肌
腹橫肌 (深)

股直肌
腓腸肌
比目魚肌

重點！
下壓時，後腿需伸直，穩定身體重心。上身要保持挺直。

重點！
膝關節無力、腳傷者，用椅子輔助練習，可分散負擔、避免跌倒。

拉筋伸展操 ❺

盤腿轉身

拉筋肌肉
腿膝踝‧髖臀‧下背

「盤腿」能改善腿部、腳踝、髖關節的柔軟度，伸展大腿內外側、臀部和下背部的筋絡肌群；加上「左右轉身」，可伸展頭頸、腰部、下背兩側，刺激脊柱、任督二脈，使全身氣血暢行，改善精神不濟、血滯病症、痠痛、壓力失眠。

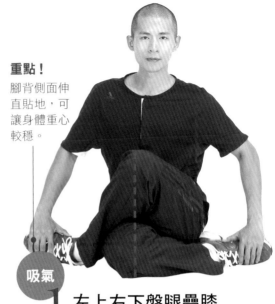

重點！
腳背側面伸直貼地，可讓身體重心較穩。

吸氣

1 左上右下盤腿疊膝

盤坐左腿在上、右腿在下，慢慢把兩膝蓋往中間移動，讓兩膝在上下一直線上；上身保持挺直。

▶ **STEP**

吐氣

2 上身向左後轉

上身向左後方轉，左手放在身後地板，右手放在下腿腳板，頭眼隨身轉；轉身10次，換腿換邊練習相同次數。

重點！
若兩膝蓋無法疊在一直線上，水平盤腿就能練習，可適度拉筋。

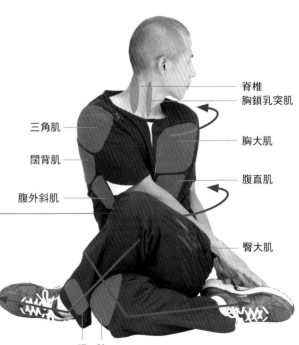

脊椎
胸鎖乳突肌
三角肌
胸大肌
闊背肌
腹直肌
腹外斜肌
臀大肌
踝關節
膝關節

八段錦暖身必知！

7式「強力少林拳」
勁速健身通氣，男女可練

　　前文我教大家，做八段錦之前的「基礎暖身法」──「4種呼吸調息」、以及「關節伸展操」和「拉筋伸展操」。平常我在課堂上，還會帶大家做「強力少林拳」，作為八段錦的「進階暖身法」。

進階暖身！少林武僧通脈強肌的日常祕訣

　　「少林拳！」常常有學員被這個名稱嚇到，想像是武俠片中赤手劈柴、飛簷走壁那等練家子的獨門武功。

　　其實，少林武學的精神，更多是在日復一日的勤學與鍛鍊，而我正是選出民眾日常都能實踐的基礎拳法來傳授，各年齡男女都能學做。

　　下列這些拳式簡單、作用迅速，能有效提氣凝神、活絡關節、拉筋伸展，不僅對接下來練八段錦大有幫助，平日單獨練習，也能行氣活血、通脈強肌，內從精氣神、五臟六腑、十二經脈，外到筋肉全身都能得到調理精進，達到平衡陰陽、增強生理、健身年輕的目的。

　　實際練拳時，只要用我們與生俱來的呼吸方式，有意識地施力與調整，讓鼻口吸吐的空氣在體內發揮最有效的運用，導引肌肉肢體運動，當下就能達到超乎平常的力量。

　　這是「CP值」很高的一套拳法，最明顯就是會感覺到氣血循環變快、體溫上升、關節活順，不久即肌肉變緊實，並且體能和免疫力都變強了。

強力少林拳 ❶

劈拳

鍛鍊肌群 三角肌・臂肌・上背肌

「劈拳」能緊實臂肌、消除肩頸臂痠痛、蝴蝶袖、副乳。它由防守變化而來，還能防身，藉由肩關節及臂肌的旋轉緩力，分散對手的攻擊力。

氣通穴脈 肺經

十二正經中，「肺經」走胸到手，經上胸「中府穴」、肘內「尺澤穴」，於拇指出「少商穴」。常運動手臂疏通肺經，可提振腋下淋巴及氣血循環，強化呼吸系統、預防乳癌；也牽動上背「肩井穴」，改善五十肩、落枕。

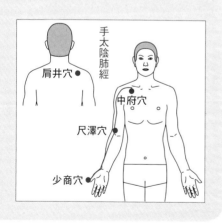

★人體肌群多為左右各一對稱分布，做操時左右次數、力度宜相同。礙於版面，本單元僅標出單側肌肉名。

動作影片掃描碼

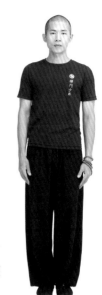

氣沉丹田

1 立式預備

雙腳併攏，肩膀自然放鬆，雙手放在大腿兩側。

STEP

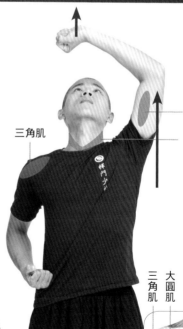

三角肌

肱三頭肌

胸鎖乳突肌

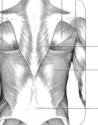

三角肌　大圓肌　斜方肌　棘下肌　小圓肌

菱形肌

闊背肌　豎脊肌

吸氣八分

4 轉拳提肘置頂

吸氣8分，拳頭翻轉180度，順勢手肘舉到頭頂正上方，視隨手動，掌心朝天。

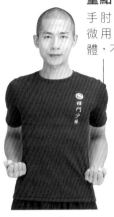

重點！
手肘和手臂稍微用力夾近身體，不要外開。

吸氣吐氣

2 雙手握拳在腰

左腳打開與肩同寬，雙手先提到肩高、吸氣；掌心向上握拳、吐氣，順勢雙拳下放腰側。

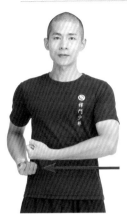

屏氣

3 提左肘移拳

左拳橫移到腹部前方，拳心朝上，頭正視平。

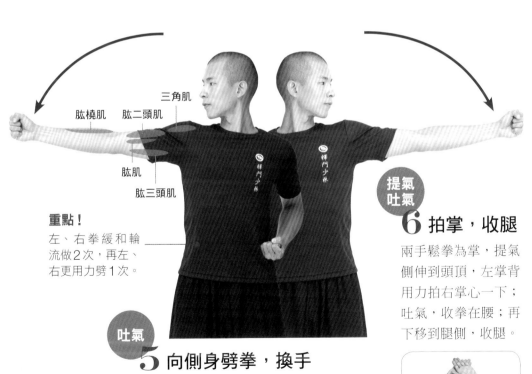

三角肌

肱橈肌　肱二頭肌

肱肌

肱三頭肌

重點！
左、右拳緩和輪流做2次，再左、右更用力劈1次。

提氣吐氣

6 拍掌，收腿

兩手鬆拳為掌，提氣側伸到頭頂，左掌背用力拍右掌心一下；吐氣，收拳在腰；再下移到腿側，收腿。

吐氣

5 向側身劈拳，換手

左臂拳心朝前，向側身用力劈下到肩高；視隨手動，同時把氣吐盡，收拳到左腰。換提右拳練習，交替2次收拳在腰。

強力少林拳 **2**

衝拳

鍛鍊肌群 三角肌・臂肌・腕關節

此拳是八段錦第七段「轉拳怒目增力氣」基本型（P130）。依照「提拳吸氣、出拳吐氣」，利用前臂出拳「急旋寸力」的勁力和伸展，活絡結實肩臂腕肌群，消除痠痛，並疏通「肺經」要穴，強化肺活量。

氣通穴脈 肺經

疏通手腕內側手太陰肺經要穴：「列缺穴」、「太淵穴」、「魚際穴」；尤其「列缺穴」是肺經及分支、大腸經、任脈的交會處，常按動有助防治咳嗽、感冒、氣喘、鼻炎、頭痛、落枕、遺尿。

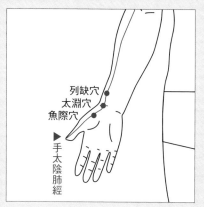

列缺穴
太淵穴
魚際穴

▶手太陰肺經

動作影片掃描碼

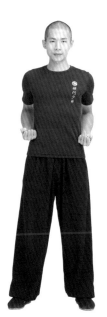

吸氣
吐氣

1 立式握拳

左腳打開與肩同寬，雙手先提到肩高後吸氣；掌心向上握拳，吐氣，順勢雙拳放在腰側。

▶ **STEP**

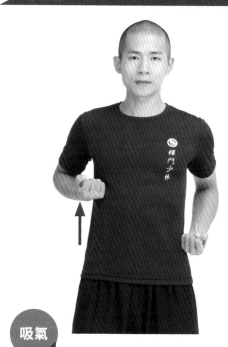

吸氣

4 收拳，換提右拳

左拳轉掌心向下收拳，放回腰側，同時換提右拳。

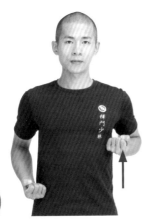

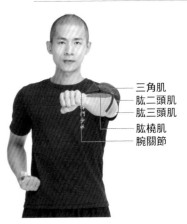

三角肌
肱二頭肌
肱三頭肌
肱橈肌
腕關節

吸氣

2 提左拳到胸

左腳打開與肩同寬,雙手先提到
肩高、吸氣;掌心向上握拳、吐
氣,順勢雙拳下放腰側。

吐氣

3 推拳急旋出拳

左拳慢慢向前推出約手臂1/2長,拳心
急旋轉向下並瞬間出拳,順勢張口吐
氣。持拳片刻,把氣吐盡。

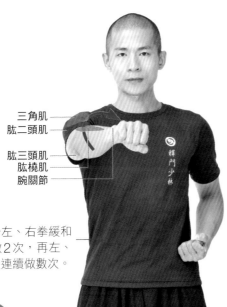

三角肌
肱二頭肌

肱三頭肌
肱橈肌
腕關節

重點!
一開始左、右拳緩和
交替做2次,再左、
右稍快連續做數次。

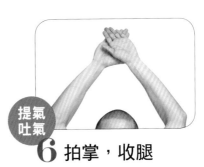

**提氣
吐氣**

6 拍掌,收腿

兩手鬆拳為掌,提氣側伸到
頭頂,左掌背用力拍右掌心
一下;吐氣,收拳在腰;再
下移到腿側,收腿。

吐氣

5 推拳急旋出拳

右拳慢慢向前推出約手臂1/2長,拳心急旋轉向下並瞬間出拳,順
勢張口吐氣。持拳片刻,把氣吐盡。左右手交替2次,收拳在腰。

強力少林拳 ❸

獨立步

鍛鍊肌群 腿肌・膝關節・臀肌

藉抬膝鍛鍊下身肌群，提振心血回流、調理生殖泌尿系統、強化腿膝抗老；並配合張臂訓練肢體平衡、活絡大腸經。

氣通穴脈 脾經・大腸經

拉動腳踝內側上方3吋處的「三陰交穴」（足太陰脾經、足少陰腎經、足厥陰肝經在此交會），可防治婦科、經痛、虛寒怕冷、水腫、循環病症。拉動「手陽明大腸經」要穴：食指尖「商陽穴」、虎口「合谷穴」，防治口齒五官諸疾，喉嚨痛、眼睛痠澀、神經衰弱、失眠、中暑。

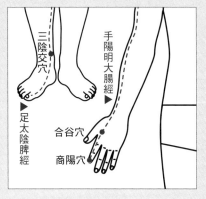

動作影片掃描碼

> **STEP**

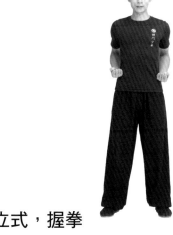

吸氣
吐氣

1 立式，握拳

左腳打開與肩同寬，雙手先提到肩高，吸氣；掌心向上握拳，吐氣，順勢雙拳放在腰側。

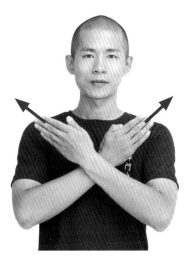

吸氣

2 雙掌叉胸

吸氣，雙手成掌，雙臂在胸前交叉，左前右後。

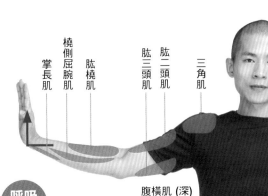

掌長肌
橈側屈腕肌
肱橈肌
肱三頭肌
肱二頭肌
三角肌

腹橫肌 (深)

呼吸
3次

3 抬膝壓腳，左右腿交替練

雙手向左右平張，掌根用力上挺；抬左膝高過腰，保持單腳站立，吐納3次後收腿。再手叉胸，換練右腿，左右腿交替練習數次。

腓腸肌
脛骨前肌

比目魚肌
伸趾長肌

重點！
抬腳腳背要出力下壓，讓腳尖指地。

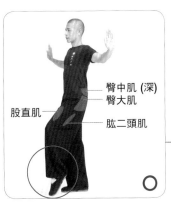

臀中肌 (深)
臀大肌

股直肌

肱二頭肌

重點！
年長、受傷、暈眩症者無法抬腿太高，也能只抬腳跟，腳尖貼地，一樣能運動雙腿兩側肌群和脈穴。

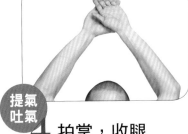

提氣
吐氣

4 拍掌，收腿

兩手鬆拳為掌，提氣側伸到頭頂，左掌背用力拍右掌心一下；吐氣，收拳在腰；再下移到腿側，收腿。

強力少林拳 ④

砸拳

鍛鍊肌群 臂腕・膝踝關節・腿肌

以下蹲順勢，加強拳頭砸擊勁力，活絡臂腕筋脈，促進末梢氣血循環，可消解壓力、改善失眠。抬膝下蹲能改善冰冷、水腫、痛風，並鍛鍊臀腿肌肉和膝踝關節。

氣通穴脈 心經・胃經・脾經

拉動手腕內側「手少陰心經」下緣「神門穴」，主治腕臂痠痛、失眠、煩躁。抬膝拉動小腿「足陽明胃經」於腳背「解溪穴」，防治腸胃症、腰痛。拉動腿內側「足太陰脾經」於腳板內側「公孫穴」，可改善掉髮、脾胃不適、經痛。

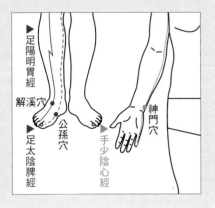

▶足陽明胃經
解溪穴
公孫穴
▶足太陰脾經
神門穴
▶手少陰心經

動作影片掃描碼

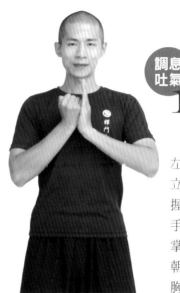

調息吐氣

1 立式預備，一拳會一掌

左腳打開與肩同寬，立式預備調息。右手握拳、掌心朝自己、手臂向上；左手成掌、掌心朝右、指尖朝上；拳、掌相會於胸前，順勢吐氣。

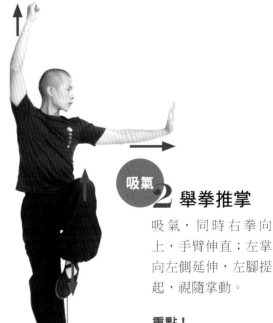

吸氣

2 舉拳推掌

吸氣，同時右拳向上，手臂伸直；左掌向左側延伸，左腳提起，視隨掌動。

重點！

抬腳腳背要出力下壓，讓腳尖指地。

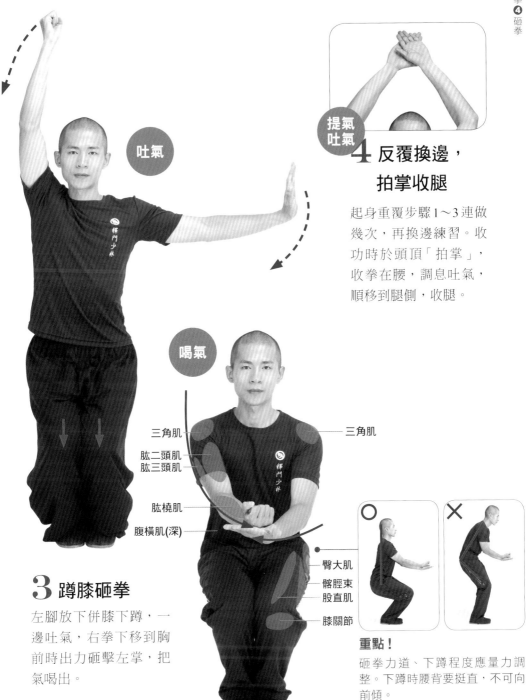

吐氣

提氣
吐氣

4 反覆換邊，
拍掌收腿

起身重覆步驟1～3連做
幾次，再換邊練習。收
功時於頭頂「拍掌」，
收拳在腰，調息吐氣，
順移到腿側，收腿。

喝氣

三角肌 ——————— ——— 三角肌

肱二頭肌
肱三頭肌 —————

肱橈肌 —————
腹橫肌(深) —————

臀大肌
髂脛束
股直肌
膝關節

3 蹲膝砸拳

左腳放下併膝下蹲，一
邊吐氣，右拳下移到胸
前時出力砸擊左掌，把
氣喝出。

重點！

砸拳力道、下蹲程度應量力調
整。下蹲時腰背要挺直，不可向
前傾。

強力少林拳 ❺

馬步

鍛鍊肌群 臀胯・腿肌・膝關節

上身「坐馬」、下身「步法」，馬步是養生功之本。此招「四平大馬壓身」更促進氣血腺體循環、緩解腰痠背痛。但上身無法壓低、心臟病、高血壓、暈眩症者勿勉強，「立身圓胯」調息即可。

氣通穴脈 胃經・脾經・膽經

拉動脾經於膝內上2吋「血海穴」，改善貧血、濕疹、婦科、月經問題。拉動胃經於膝下3吋略外「足三里穴」，又稱「長壽穴」，改善腸胃症、高血壓、鼻炎。拉動膽經於膝外下1吋「陽陵泉穴」，改善膝關節炎、常抽筋、血液循環。

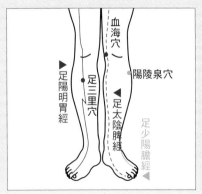

血海穴
陽陵泉穴
▶ 足陽明胃經
足三里穴
◀ 足太陰脾經
足少陽膽經 ◀

　　動作影片掃描碼

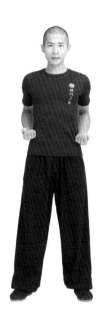

吸氣
吐氣

1 立式握拳

左腳打開與肩同寬，雙手先提到肩高後吸氣，掌心向上握拳後吐氣，順勢雙拳放在腰側。

▶ **STEP**

自然
呼吸

3 四平大馬壓身

張開腿大馬步，前彎壓身，雙手抓住腳掌，手肘頂開膝蓋，頭眼微抬，慢慢吐氣；屏氣片刻感受背頸腿的伸展。

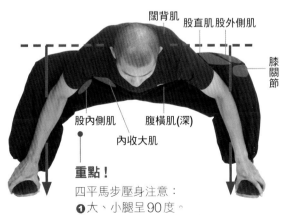

闊背肌
股直肌　股外側肌
膝關節
股內側肌
腹橫肌(深)
內收大肌

重點！
四平馬步壓身注意：
❶ 大、小腿呈90度。
❷ 腳掌相平行、腳尖朝前。
❸ 壓背放平勿拱起。
❹ 肩膀放鬆。

自然呼吸 2 左腳移為三掌半寬

右腳為定點，左腳掌先向內橫放，再向外、內、外轉，往左移開3.5個腳掌寬。

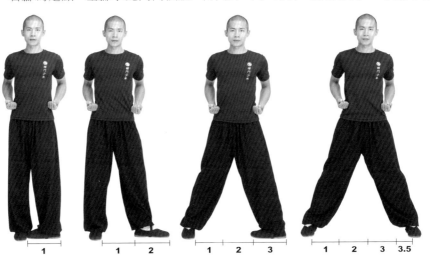

| 1 | 1　2 | 1　2　3 | 1　2　3　3.5 |

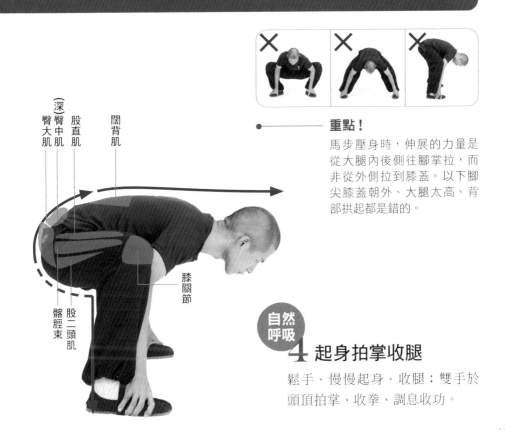

重點！

馬步壓身時，伸展的力量是從大腿內後側往腳掌拉，而非從外側拉到膝蓋。以下腳尖膝蓋朝外、大腿太高、背部拱起都是錯的。

（深）臀中肌
臀大肌
股直肌
闊背肌
膝關節
髂脛束
股二頭肌

自然呼吸 4 起身拍掌收腿

鬆手、慢慢起身、收腿；雙手於頭頂拍掌、收拳、調息收功。

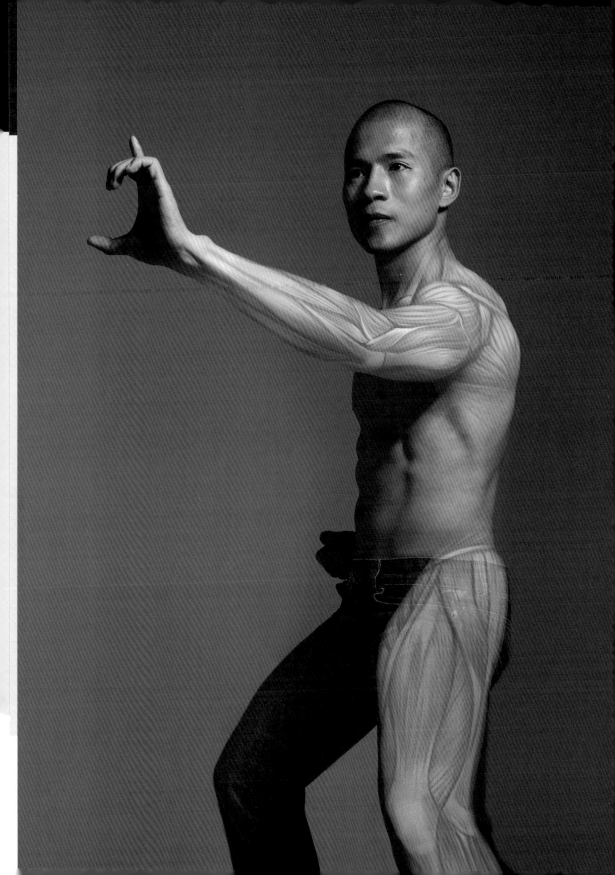

始創八段錦「肌肉透視圖」，
全身保健、4D健身
每次3分鐘也有效！

八段錦從「預備式」就決定健身效果

八段錦3項 預備心法 健身效果

point 1
**任督
二脈**

通正全身中柱，點亮4D健身光明燈！

　　前文說過，「八段錦」是一套全方向、由內到外、由心到形、有起承轉合過程的「4D徒手健身法」。而要練好八段錦，最基礎也最快之道就是找到身體的中軸 —— 疏通任、督二脈。八段錦每個段式都以「任脈」或「督脈」為中軸，來做上下拉伸、左右轉動、前後彎延，練習時務必要專注感受任、督二脈的變化，能促進全身尤其「十二條正經」運作，大增組織筋肉運用能量、代謝廢物的功率！

任脈：循行身前中軸，對內臟機轉、心肺呼吸、生殖力格外重要！它起於肛門與陰部中點「會陰穴」，往上經肚臍、胸腔，到下唇「承漿穴」。任脈統合調節全身陰經的氣血（見P29），故稱「陰脈之海」。

督脈：循行背後中軸，行經身體最重要的脊椎神經系統，我們的行動力、運動力、生殖力都靠它！它起於尾椎骨「長強穴」，往上到頭，再往前到上唇「齦交穴」。督脈統合調節全身陽經氣血，故稱「陽脈之海」；督脈自「長強穴」往下出「會陰穴」在此與任脈相遇。

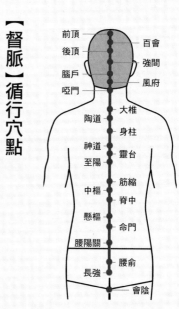

【任脈】循行穴點

承漿　廉泉
天突
華蓋　璇璣
玉堂　紫宮
　　　膻中
中庭　鳩尾
巨闕
　　　上脘
中脘　建里
下脘　水分
神闕　陰交
氣海　石門
關元　中極
曲骨　會陰

【督脈】循行穴點

前頂　百會
後頂　強間
腦戶　風府
啞門
　　　大椎
陶道　身柱
神道　靈台
至陽
　　　筋縮
中樞　脊中
懸樞　命門
腰陽關
　　　腰俞
長強
　　　會陰

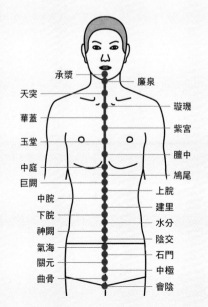

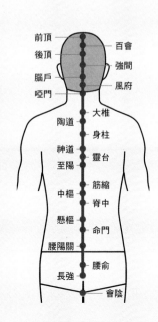

前頂	百會
後頂	強間
腦戶	風府
啞門	
陶道	大椎
神道	身柱
至陽	靈台
中樞	筋縮
懸樞	脊中
腰陽關	命門
長強	腰俞
	會陰

point 2 震腳

瞬間提振精氣神，最酷高級動作！

　　八段錦較強勁的開展型段式，第二段「左右開弓似射鵰」、第四段「搖頭擺尾去心火」、第七段「轉拳怒目增力氣」，都有「震腳」動作，它能迅速提神、補氣、洩力、整勁，使腳下生根，腳下有力。洩力指做震腳時，身體其他部位必須放鬆，順勢把氣放掉；整勁是配合全身力道做往下震的動作。

　　「震腳」的動作分解為：**提腳 → 釘地 → 返挫**；不是猛力蹬地、震聲嚇人，這會傷腳、傷腰、傷腦。要搭配暖身、呼吸、協調性，尤其要熟練馬步再做。練習時要注意：

1、提單腳，讓全身重心移到另一腳。

2、輕快落地，用全腳掌很快抓地，不可用腳尖或腳跟蹬地。

3、緊接著開胯馬步，穩住定式，坐低胯部。

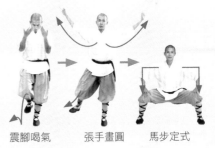

震腳喝氣　　張手畫圓　　馬步定式

point 3 怒目

藉眼球刺激腦、肝經，提升核心代謝！

　　八段錦例如第七段「轉拳怒目增力氣」，藉「怒目」聚氣於丹田，用「轉拳」聚力於骨肉，使氣通「肝經」，滋養肝膽，有助提升全身臟器的代謝，也能活絡平時很少運動到的臉部和眼球神經。

　　「怒目」的動作分解為：**張眼 → 瞪瞳**；並非真的要動怒，而是運用生氣時，張大眼皮、瞳孔放大的生理反應，刺激眼球、腦神經、肝經和肝膽，簡單就達到提神、明目、醒腦功效。

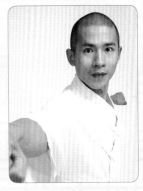

八段錦第7段「轉拳怒目增力氣」

八段錦3項 預備功法 健身效果

point 1 基本身形

矯正歪斜體態、緊實線條！

　　練八段錦時，除了要充分暖身，在每一段的開始與結束，還必須掌握「預備功法」和「收式功法」，以確保神、氣、體做好準備。即使只練一段動作，也應該有起承轉合，即：「暖身→調息預備式→操練→收式功法」。

　　八段錦的「預備功法」包含：（1）基本身形；（2）基本動作；（3）調息預備式。「基本身形」指你的身體形態，例如站姿應頂天立地、挺脊正頭平視、鬆肩提氣收腹，有助提神蓄力、喚醒心肺功能。做操過程也要注意到身形端正，不可忽略「回正」時的站姿，不可凸腹、駝背、三七步。平常多練基本身形，也能矯正體態、解鬱醒腦。

point 2 基本動作

提升運動功率、肢體協調度！

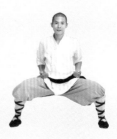

　　八段錦的基本動作如：預備式、四平馬步、弓箭步、弓指、握拳等，是帶動段式各環節的規律性動作。平日可分解練熟基本動作，練功前在腦中演練一遍，能幫助實練時身腦協調、施力發勁、舒緩不適。

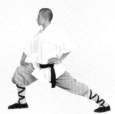

馬步：光練蹲馬步就能鍛鍊下盤所有肌群。馬步是「左右開弓似射鵰」、「搖頭擺尾去心火」、「轉拳怒目增力氣」的基本形，初學宜選「開胯圓襠馬步」，不勉強蹲ㄇ字型「四平馬步」。

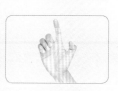

弓箭步：如「搖頭擺尾去心火」，兩腳前弓後箭、前屈後直、上身重心下降但挺直。後腳板宜向外斜一點，使重心平穩。

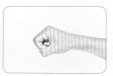

弓指：如「左右開弓似射鵰」，拇指、食指略伸直，呈虎口撐圓，其他三指彎收合併，有助聚力拉臂、促進末梢氣血、導引運動方向。

輕握拳：拇指貼食指，但五指彎圓呈空心「拳眼」。

point 3 調息預備

帶氣血去對的肌群，紓壓又強身！

　　各段式預備時，最重要就是「調息」。如前章暖身「少林拳法」的預備式：提氣帶雙掌心到身前，翻掌變握拳、吐氣、置拳於腰側，同時頭眼左轉即回，來達到調息、提氣、方向導引的作用。

　　八段錦各段的預備式為：**端正站姿、調息、提氣、凝神**。首先，雙腳站立與肩同寬，脊背挺直，雙肩放鬆，頭眼持正；接著調息：藉雙掌心上移提氣，於胸前翻掌下移吐氣，使呼吸平順，氣沉丹田。如一吸一吐後，身心還未平順，建議多調息幾次。

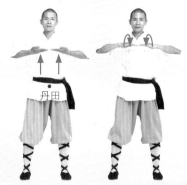

丹田

八段錦預備式調息，提掌提氣，氣沉丹田。　翻掌下移吐氣。

八段錦 收式功法 健身效果

避免練功後不適，感受軀體潛力！

　　最後說八段錦每個段式結尾，都會回歸預備式做「收功」：放鬆身體，雙腳站穩同肩寬，頭正視平，下巴內收；雙手先解拳鬆掌，接續段式最後位置從頭頂（左右側畫圓而上）、或胸腹前（翻掌向下）慢慢下移洩氣，下放到兩腿側；配合慢慢吐氣，丹田養息，靜心片刻，完全穩定了才能進行下一段。「收功」要做確實，否則容易手腳麻脹、心跳過速、氣血逆衝，或是感覺不舒服，以為身體無法負荷就放棄了。

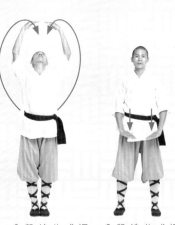

八段錦收式調息，畫圓解力鬆氣。　八段錦收式調息，降手洩氣。

雙手托天理三焦

每日保健
3次/回

每日強肌
紓解不適
10次/
早晚各1回

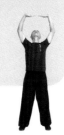

鍛鍊肌群 內臂肌 → 側胸腹 → 背肌 → 腿後肌

　　這個篇章正式教做八段錦的第一段到第八段。如果沒時間連做八段，或只想訓練或紓解局部，也可以挑單招練。不一定要按順序做，只是效果會稍有不同。

　　每個段式標示我依目的「保健」或「強肌/紓解不適」，各有建議每日練習的次數、重點肌群，單一動作至少每天3次，幾分鐘就能身心舒暢。特別提醒，即使只做單招也要做好「暖身 → 預備調息 → 做操 → 調息收式」，然後再休息或做下一段。首先，我們先看第一段「雙手托天理三焦」。

特效：內分泌系統‧心肺功能‧鬆肩

　　「雙手托天理三焦」的「三焦」，中醫指人體「胸腔、腹腔到膀胱」分三區：上焦、中焦、下焦之統稱；是氣血津液運行到臟腑的脈絡，含血管外循環系統、內分泌、筋膜、器官外膜，決定身體的代謝力。如第一章所說，「三焦」與最新醫學發現包覆胸腹腔的網膜「間質」，很可能是指相同的質器。此段式即藉雙手托天、腰往前彎，來刺激核心臟器機轉；手臂有很多和臟腑連通的神經和經脈，拉手讓線條纖實，肩手紓壓，並改善失眠、胸悶、腹脹、水腫、尿滯。

　　雙手托天時，頭頸也要抬伸，但肩頸放鬆，拉開腋窩；鼻吸嘴吐調息，雙臂帶動脊柱拉長，拉擴核心腔室，促進氣血循環，消減神經壓迫，改善駝背腰痛。前彎時頭、頸、脊椎順氣向下伸，促下肢氣血流回心肺。這一招牽動全身CP值超高，而且在原地就能做。

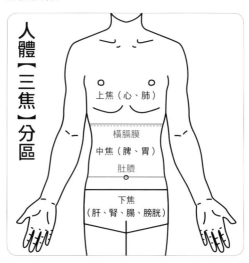

人體【三焦】分區

上焦（心、肺）
橫膈膜
中焦（脾、胃）
肚臍
下焦
（肝、腎、腸、膀胱）

STEP ▶▶

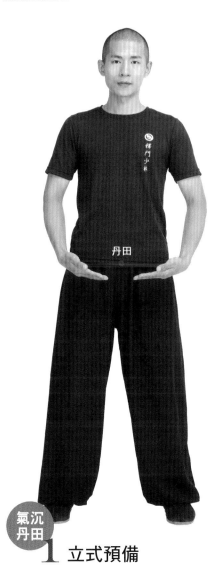

丹田

中脘穴

重點！
雙肩不可聳起，
保持放鬆，以避
免痠痛，而且鍛
鍊出來的肌肉線
條才勻稱。

重點！
吸氣時想像打
開上腹的「中脘
穴」（肚臍上6指
幅寬處），讓真
氣注入三焦，開
擴核心腔室。

氣沉
丹田

1 立式預備

雙腳打開與肩同寬，雙手自然
垂放於丹田（肚臍下3指幅寬
處），不用刻意伸直；掌心向
上、合指，想像用雙臂捧一個
大氣球，頭正視平，調整呼吸
平緩。

吸氣

2 掌心向上平移

慢慢吸氣，雙掌往上平移到胸
前心肺高度，手與身體保持一
個拳頭的距離。

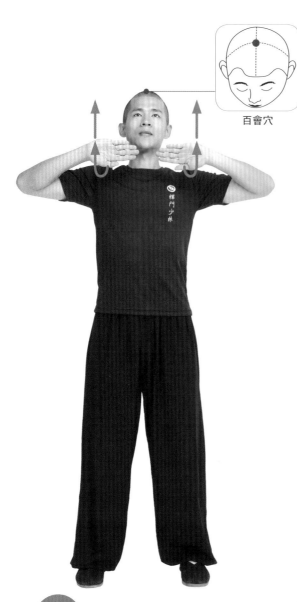

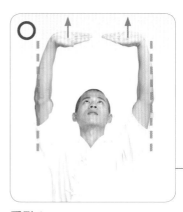

百會穴

重點！
勤練者，雙手托天時手肘能伸比較直，但不必勉強；只要盡量舉伸內臂肌肉，手肘略彎也沒關係（如右圖）。

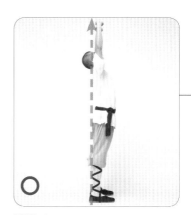

重點！
隨吸氣上舉，同時抬頭活頸、拉長脊椎背腰，腰臀腿打直，勿聳肩翹臀。

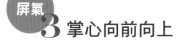 **3 掌心向前向上**

掌心於胸前翻轉朝前、再朝上，準備移向頭頂正中心「百會穴」上方。

 4 掌心托天

吸氣抬頭，看著掌心朝天托舉，兩手置於頭頂百會穴上方，相近但不需觸碰。手掌根用力托天上頂，內臂肌盡量向上拉伸，拉開腋窩。

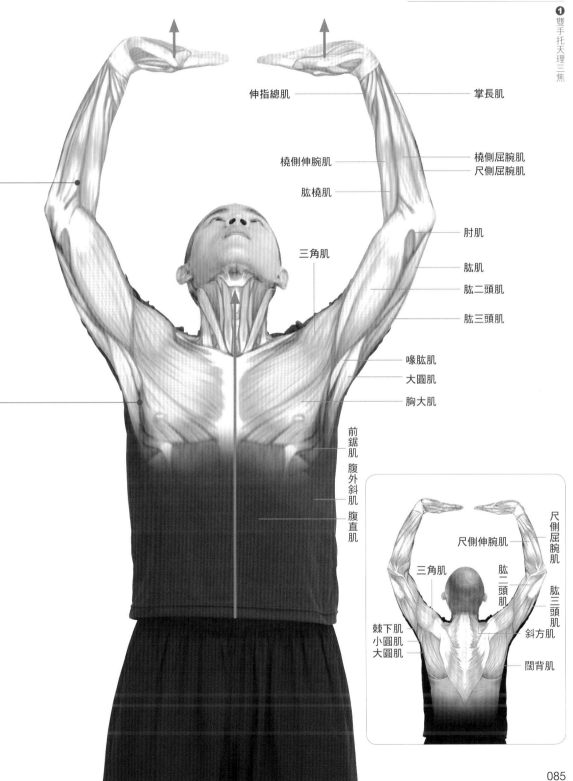

伸指總肌

掌長肌

橈側伸腕肌

橈側屈腕肌
尺側屈腕肌

肱橈肌

肘肌

三角肌

肱肌

肱二頭肌

肱三頭肌

喙肱肌

大圓肌

胸大肌

前鋸肌
腹外斜肌

腹直肌

尺側伸腕肌

尺側屈腕肌

三角肌

肱二頭肌

肱三頭肌

棘下肌
小圓肌
大圓肌

斜方肌

闊背肌

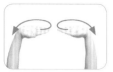

重點！
雙掌下移前，以掌根為軸心手腕向外畫弧線，掌心順勢變成朝下再下移。

重點！
雙掌與地面保持平行，讓手臂、上身筋肉保持施力。

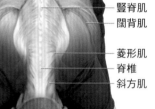

重點！
不必勉強手碰到腳掌或地面，只要身體隨雙手下沉的重量下彎，背、臀、腿後側感覺有適度拉伸即可。

豎脊肌
闊背肌

菱形肌
脊椎
斜方肌

湧泉穴

吐氣

5 雙手回胸前

一邊吐氣，手腕向外畫弧使掌心向下，下移回胸前；一邊意想體內廢氣從嘴吐氣和足心「湧泉穴」排出。

吐氣

6 雙手下沉

慢慢吐氣，雙手沿身體下移到腳掌上方，想像掌心向地面吐氣；感受拉伸背臀腿後側肌群。

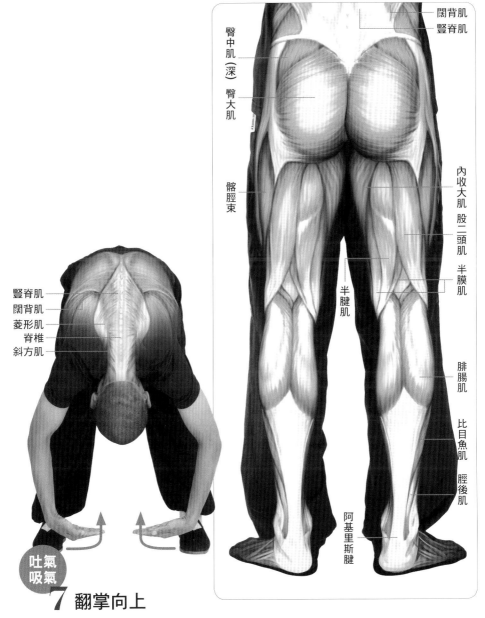

闊背肌
豎脊肌

臀中肌
（深）
臀大肌

髂脛束

內收大肌 股二頭肌

半膜肌

半腱肌

豎脊肌
闊背肌
菱形肌
脊椎
斜方肌

腓腸肌

比目魚肌

脛後肌

阿基里斯腱

**吐氣
吸氣**

7 翻掌向上

雙手畫弧翻掌向上，同時慢慢
吸氣，手準備上移。

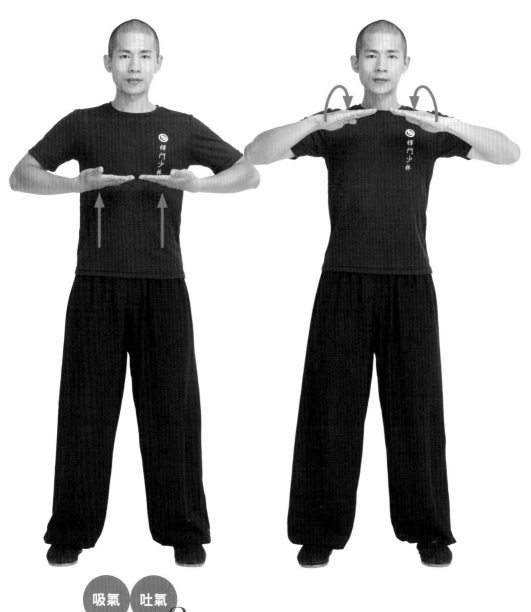

吸氣　吐氣

8 雙手移回胸前

慢慢吸氣起身，雙手往上平移至胸
前；就位後，手掌翻轉向下，保持
手肘與地面平行。

「雙手托天理三焦」
改善心肺、內分泌、糖尿病

《本草綱目》說：「上焦主納，中焦主化，下焦主出」，各掌氣血宣納呼吸（心肺）、消化（脾胃）、排泄（肝腎腸膀胱），並能穩定內臟和中柱神經。「三焦經」的注流是晚上9～11點，所以此類痿病者通常夜間會更嚴重。

「雙手托天」能拉動十二經脈的：「手少陰心經、手厥陰心包經、手太陰肺經」，按摩上焦的心肺；並帶動橫膈膜、中焦的脾胃和腹肌，貫通氣血；「托手前彎」則按摩下焦的肝腎、泌尿器官，活絡下身的：足厥陰肝經、足少陰腎經，強固肝腎。

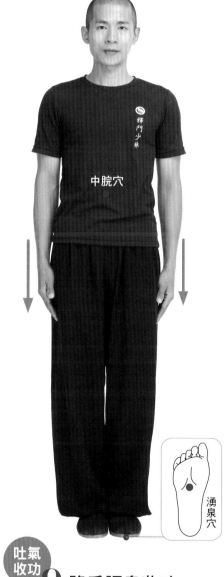

中脘穴

湧泉穴

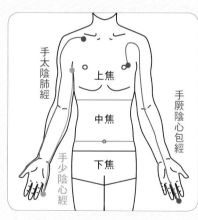

手太陰肺經
上焦
中焦
下焦
手厥陰心包經
手少陰心經

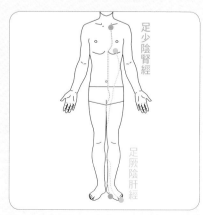

足少陰腎經
足厥陰肝經

吐氣
收功

9 降手調息收功

慢慢吐氣，雙手降回大腿兩側收功；一邊想像關閉上腹「中脘穴」和足心「湧泉穴」，將氣念存留丹田片刻，調息收腿。

第2段

左右開弓似射鵰

鍛鍊肌群 臀胯肌群 → 腿肌 → 臂肌 → 核心側身

特效：呼吸系統・胸悶肩硬・馬步健腿

胸悶、呼吸道過敏、慢性阻塞性肺病（COPD）、免疫力衰退，是現代人常見的核心健康問題，尤其身處PM2.5霾害致癌的威脅下，鍛鍊上身的免疫系統顯得格外重要！

「左右開弓似射鵰」不但強化臂肌、胸腔、臀腿，而且直接作用呼吸道、免疫胸腺、腋窩淋巴，大大提升自癒力。

做操時下身馬步、手臂形似「開弓射箭」，肩膀保持放鬆，專注拉緊腋下到手掌內側筋肉；此時旋轉前掌，明顯感受「手太陰肺經、手陽明大腸經」被拉開，使肺氣暢通、脾胃腸潤化；同時「拉弓吸氣，放鬆呼氣」深層調息，進行排廢理肺，可緩解肺葉、呼吸道、鼻子症狀，以及舒緩胸悶情緒。

注意頭頸隨手勢左右轉動，則可以鬆肩活頸；下身馬步則運動到骨盆、臀腿肌、膝蓋，提升全身心氣身的協調力。

特別提醒大家，「開弓」的手臂要保持伸直，但臂肌、肩膀不要太緊繃；只要掌腕上挺、架弓指（虎口撐圓），就能充分伸展到臂下肌肉和肺經、大腸經，女性煩惱的「蝴蝶袖」也會不見。開弓時頭頸、上身保持挺直中立，胸腔才能完全張開，使氣血注養、激活胸腺、胸肌、乳腺。

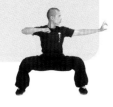

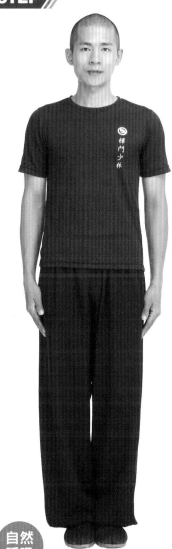

STEP 》》

重點！
提氣三分即可，
丹田勿吸氣太——
飽，肺部會受壓
縮，容易在震腳
時出氣過大，長
期反致胸悶。

丹田

自然
呼吸
1 立式預備

延續上一段收腿姿勢，或單練此
招，先站挺，但肩膀放鬆，雙手
自然垂放於兩腿側，雙眼平視前
方，保持呼吸平緩。

吸氣
三分
2 掌心向上提氣三分

雙腳打開與肩同寬，雙手掌心朝
上提至腹部，同時緩緩吸氣至三
分滿。

3 左拳右弓

左手握拳、右手架弓，雙手交叉
於胸前（左內右外）。

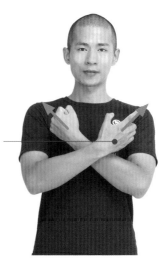

重點！
「弓指」架法
為：拇指、食
指略伸直，其
它三指彎收。

4 右震腳跨馬步喝氣

右腳提起向下震腳，順勢向
右跨出蹲馬步，同時大力喝
聲。手部要順勢做下一動「開
弓」。

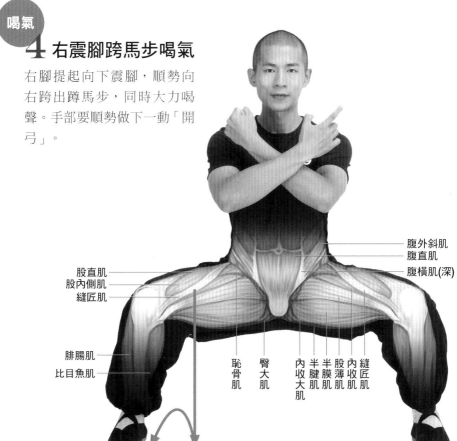

腹外斜肌
腹直肌
腹橫肌(深)

股直肌
股內側肌
縫匠肌

腓腸肌
比目魚肌

恥骨肌
臀大肌
內收大肌
半腱肌
半膜肌
股薄肌
內收肌
縫匠肌

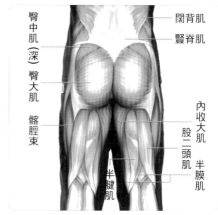

臀中肌（深）　闊背肌

臀大肌　豎脊肌

髂脛束　內收大肌

股二頭肌　半膜肌

半鍵肌

吐氣 吸氣

5 向右開弓大呼吸

右手往身體右側打開似張弓，頭眼隨之向右，左拳收回至腰部；以丹田力量，張口用力吐氣，再深吸氣八分滿。

重點！

右手「弓指」：掌腕上挺、食指朝上，另四指彎曲如虎口撐圓；手臂保持與肩同高，但肩膀放鬆。

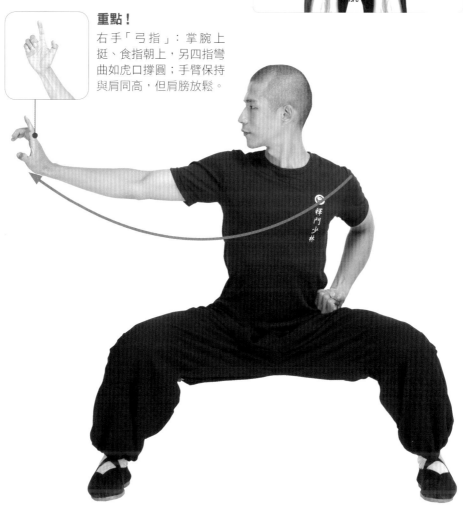

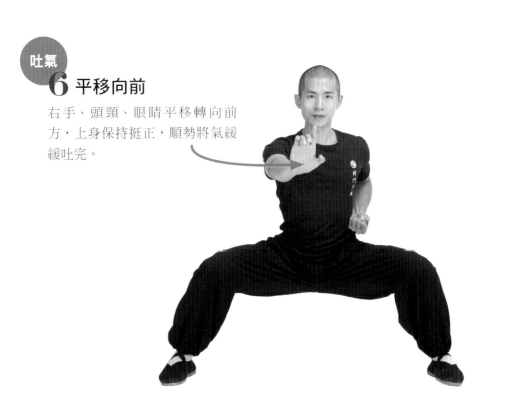

6 平移向前

右手、頭頸、眼睛平移轉向前
方，上身保持挺正，順勢將氣緩
緩吐完。

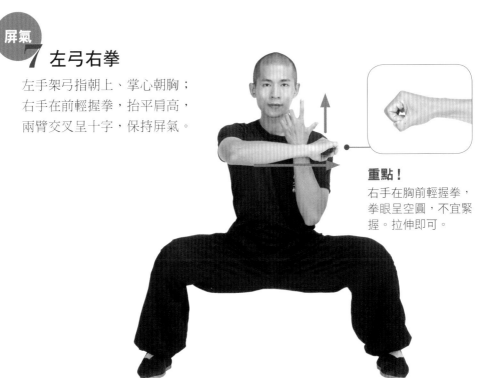

7 左弓右拳

左手架弓指朝上、掌心朝胸；
右手在前輕握拳，抬平肩高，
兩臂交叉呈十字，保持屏氣。

重點！
右手在胸前輕握拳，
拳眼呈空圓，不宜緊
握。拉伸即可。

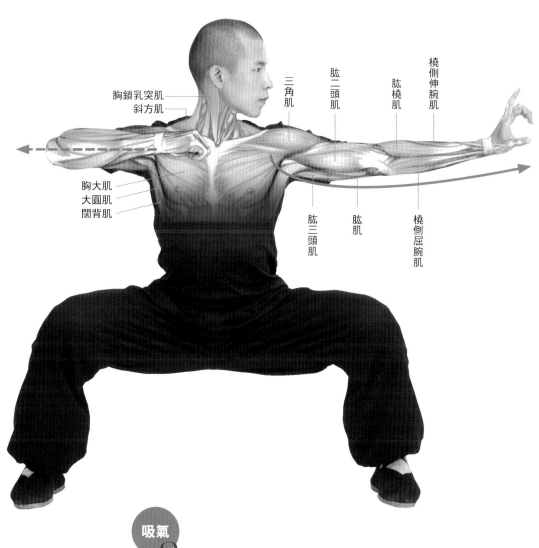

胸鎖乳突肌
斜方肌

三角肌

肱二頭肌

肱橈肌

橈側伸腕肌

胸大肌
大圓肌
闊背肌

肱三頭肌

肱肌

橈側屈腕肌

吸氣
8 張弓向左射箭

左掌往外翻、向身體左側拉開，頭
頸、眼神順勢左望；右手臂以拉弓
姿勢往右側拉開，雙臂保持與肩同
高。

9 上身轉正

右手臂往後拉，使上身、左手平
移回正，頭頸、眼神隨之朝前，
同時緩緩吐完氣。

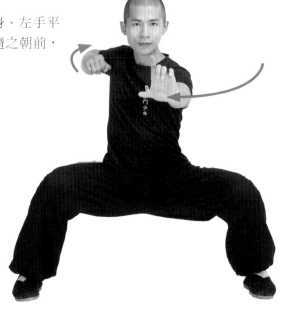

10 右弓左拳

換右手架弓指朝上、掌心朝
胸；左手在前輕握拳，抬平肩
高，兩臂交叉呈十字，保持屏
氣。

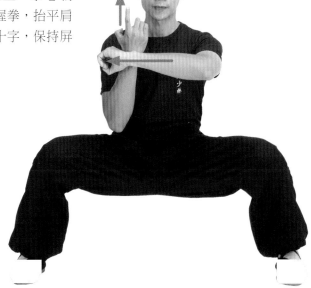

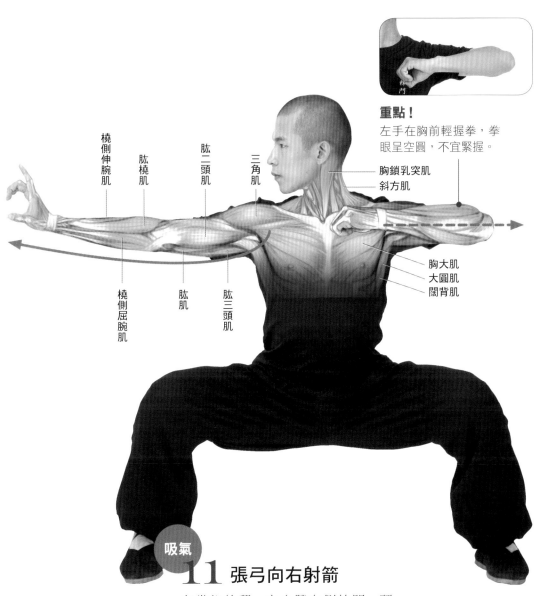

重點！
左手在胸前輕握拳，拳
眼呈空圓，不宜緊握。

橈側伸腕肌

肱橈肌

肱二頭肌

三角肌

胸鎖乳突肌
斜方肌

胸大肌
大圓肌
闊背肌

橈側屈腕肌

肱肌

肱三頭肌

吸氣
11 張弓向右射箭

右掌往外翻、向身體右側拉開，頭
頸、眼神順勢右望；左手臂以拉弓
姿勢往左側拉開，雙臂保持與肩同
高。

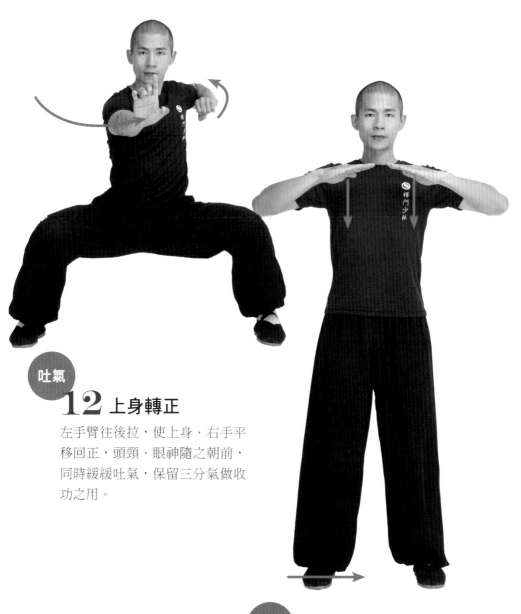

吐氣

12 上身轉正

左手臂往後拉，使上身、右手平
移回正，頭頸、眼神隨之朝前，
同時緩緩吐氣，保留三分氣做收
功之用。

吐氣

13 收腿平臂

慢慢吐氣，雙手收回胸前，平臂與
地面平行，掌心翻朝下；馬步收回
右腳站立併攏。

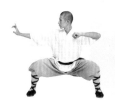

〔教練說〕

「左右開弓似射鵰」
手張弓、腿蹲馬,活肺健胸!

「左右開弓似射鵰」看似以馬步為形的動作,實際充分伸展上身包含兩手臂和當中核心胸肌和免疫胸腺;並牽引循行手臂內、外側的「肺經、大腸經」。想顧好核心五臟、呼吸、免疫系統,或同時固強上下身肌群,先練這個動作會好上手又很有成就感。

「手太陰肺經」:從大拇指上行手臂內側前緣,聯繫肺臟;「手陽明大腸經」:從食指前端,沿手臂外側前緣上行到上背、脖側到鼻子,氣入臟腑,歸注大腸。大腸和肺臟互為表裡,例如鼻子、氣管過敏者,此二經手臂上常有氣結硬塊,平時可常自我檢查。

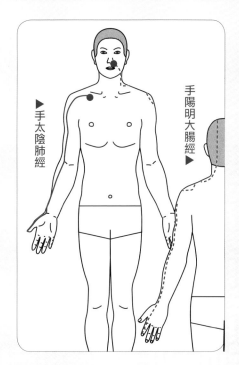

▶手太陰肺經

手陽明大腸經▶

吐氣收功

14 吐氣收功

雙手沿身體前側下移回大腿兩側,同時把氣吐完。數次吐納調息,平穩身心收功。

調理脾胃單舉手

每日保健
5次/回

每日強肌
紓解不適
12次/
早晚各1回

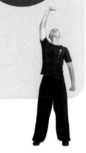

動作影片掃描碼

鍛鍊肌群 臂肌 → 核心胸腹

特效：消化系統‧胸悶背痛‧胃凸肚胖

「調理脾胃單舉手」動作看似簡單，其實「內心戲」十足。藉由一手托天，一手下按，將氣力通達到雙手指端；要訣在兩掌根要保持挺掌，專注於對拉伸長胸腹腔。初練者，只要自然呼吸；熟練後，出力對拉時，可配合吸氣，最出力時暫時屏氣，讓筋骨伸展片刻；放鬆時吐氣、收功，就立馬會感受到肩胸腹積鬱消失。

若覺得壓力肩硬、消化不振、失眠遲鈍者，尤其要多練此招，能放鬆肩胸、拉開中焦經脈，直接按摩「足陽明胃經、足太陰脾經」，調理好脾胃，改善養血免疫和消化功能；還能運動到肩背肌、橫膈肌、腹肌，激發內臟脂肪代謝，解決最難瘦肥肚困擾！

STEP ≫

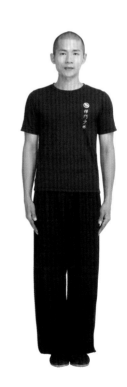

氣沉丹田

1 立式預備

延續上一段收腿姿勢，或單練此招，先站挺，但肩膀放鬆，雙手自然垂放於兩腿側，雙眼平視前方，保持呼吸平緩。

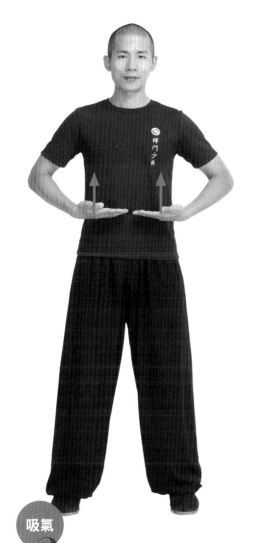

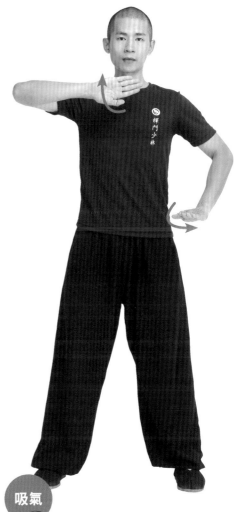

吸氣

2 掌心向上提氣

雙腳打開與肩同寬，雙手掌心上
移，隨之慢慢吸氣三分滿，頭身
保持挺直。

吸氣

3 翻掌右上左下

持續吸氣，右手繼續上移，右掌
先翻朝前、再翻朝上托天；同
時，左手翻掌向下，下移到腰部
側邊。

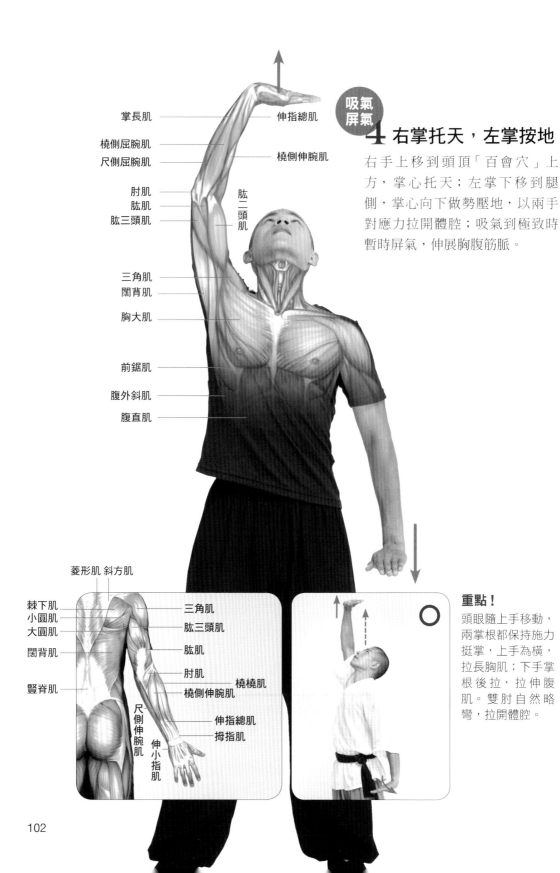

掌長肌

橈側屈腕肌

尺側屈腕肌

肘肌
肱肌
肱三頭肌

伸指總肌

橈側伸腕肌

肱二頭肌

三角肌
闊背肌

胸大肌

前鋸肌

腹外斜肌

腹直肌

4 右掌托天，左掌按地

右手上移到頭頂「百會穴」上
方，掌心托天；左掌下移到腿
側，掌心向下做勢壓地，以兩手
對應力拉開體腔；吸氣到極致時
暫時屏氣，伸展胸腹筋脈。

菱形肌　斜方肌

棘下肌
小圓肌
大圓肌

闊背肌

豎脊肌

三角肌
肱三頭肌

肱肌

肘肌
橈側伸腕肌

尺側伸腕肌

伸指總肌
拇指肌

伸小指肌

橈橈肌

重點！

頭眼隨上手移動，
兩掌根都保持施力
挺掌，上手為橫，
拉長胸肌；下手掌
根後拉，拉伸腹
肌。雙肘自然略
彎，拉開體腔。

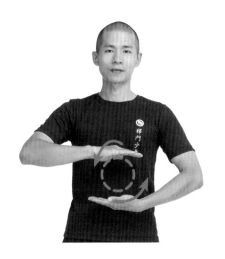

吐氣

5 移到腹前抱球

兩掌以畫圓方式翻掌,使右掌朝下、左掌朝上,移到腹前右上左下呈抱小球狀。

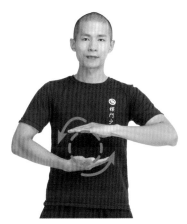

屏氣

6 轉球換手左上右下

想像雙掌轉動這顆圓球,轉成左手在上、右手在下,兩掌心保持應力相對。

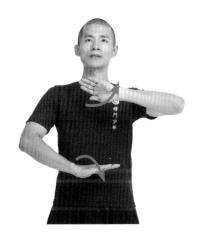

吸氣

7 翻掌左上右下

慢慢吸氣,換左手上移,左掌先翻朝前、再翻朝上托天;同時,右手翻掌向下,下移到身側。

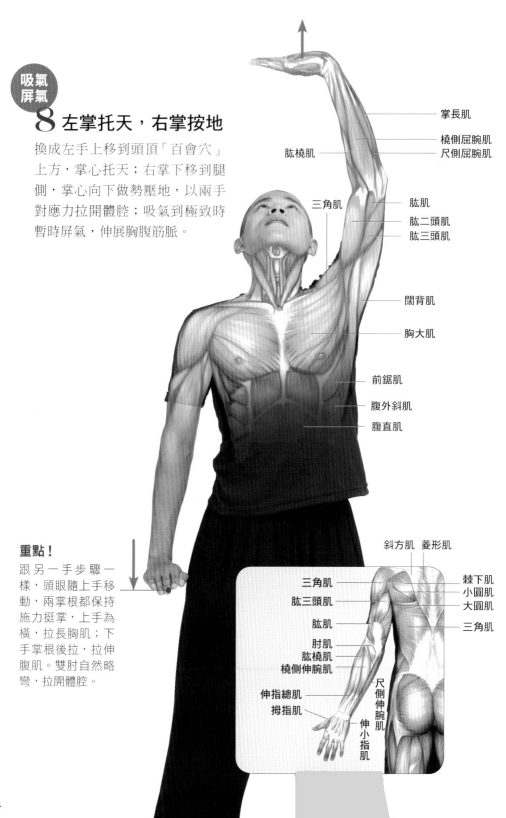

8 左掌托天，右掌按地

換成左手上移到頭頂「百會穴」
上方，掌心托天；右掌下移到腿
側，掌心向下做勢壓地，以兩手
對應力拉開體腔；吸氣到極致時
暫時屏氣，伸展胸腹筋脈。

掌長肌

橈側屈腕肌
尺側屈腕肌

肱橈肌

三角肌

肱肌
肱二頭肌
肱三頭肌

闊背肌

胸大肌

前鋸肌

腹外斜肌

腹直肌

重點！
跟另一手步驟一
樣，頭眼隨上手移
動，兩掌根都保持
施力挺掌，上手為
橫，拉長胸肌；下
手掌根後拉，拉伸
腹肌。雙肘自然略
彎，拉開體腔。

斜方肌　菱形肌

三角肌
肱三頭肌

肱肌

肘肌
肱橈肌
橈側伸腕肌

伸指總肌
拇指肌

棘下肌
小圓肌
大圓肌

三角肌

尺側伸腕肌

伸小指肌

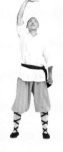

「調理脾胃單舉手」
挺掌上托下按，
改善中焦、肥胖、免疫力！

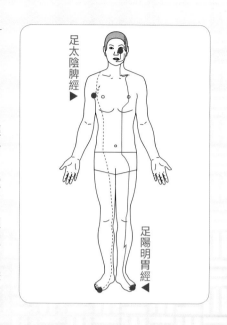

足太陰脾經 ▶

足陽明胃經 ◀

　　所謂「經脈所過，主治所及。」尤其循經「中焦」消化系統的「足陽明胃經」：從鼻側下行經核心到腳趾，照顧到臉、頸、胸、心、肺、肝、胃、腸、下肢，包含左右身軀各45個穴位，影響健康之大。

　　而「調理脾胃單舉手」主針對胃經、脾經作拉伸刺激，同時運動身材健美的關鍵 —— 腹肌。「足太陰脾經」則起於大腳趾，上沿腿內側進入腹腔，聯繫脾臟，上至心經，主控人體養血、免疫功能，保養功夫不可馬虎。

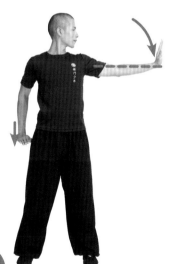

吐氣

9 左手畫下側伸

慢慢吐氣，左手掌順勢往左側下移，雙掌根保持用力，頭眼隨左手移動。

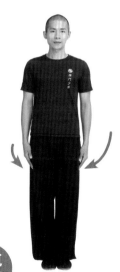

吐氣
收功

10 收手回正收功

左手持續下畫到腿側放鬆，右掌同時鬆力垂放，頭眼回正，數次調息後收腿。

第 **4** 段

搖頭擺尾去心火

每日保健
3次/回

每日強肌
紓解不適
8次/
早晚各1回

(鍛鍊肌群) 臂胯肌群 → 腿肌前後側 → 核心肌群 → 肩頸背

特效：神經系統・官能症・腰腎虛

「搖頭擺尾去心火」簡單做是：頭身先前彎，脊椎再側彎到另一側上伸，雙腿順勢從馬步變弓箭步。切記動作要和緩，可舒暢任督二脈，並穩健中柱肌群和瘦肚甩油；前彎時上身盡量彎到比心臟位置低（高血壓、心臟病、易頭暈者不宜低頭，或立式轉身即可），促使血液回流心臟，活絡循環。

「心臟」是命之本，此動作以心氣、心血推動全身能量循環；心在五行屬「火」，主掌血脈旺弱，在五志謂「心藏神」，主掌神智；「心火旺」則易生心悸口乾、焦躁失眠、自律神經失調、胃痛尿滯。而「心火」與「腎水」應互為調節，才不生婦女病、男精腎疾、腰痠髖虛。又「搖頭」可刺激六條陽經的匯點「大椎穴」，清心安神健腦；「擺尾」活動脊椎腰肌，刺激腎水滋養、強腎固腰，使與心火相濟，健全身心神。

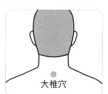

大椎穴

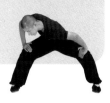

▶ **STEP** ▶▶

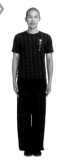

氣沉
丹田

1 立式預備

站挺，但肩膀放鬆，雙手自然垂放於兩腿側，雙眼平視前方，保持呼吸平緩。

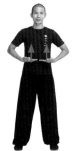

吸氣
五分

2 掌心向上提氣

雙腳打開與肩同寬，雙手掌心上移，隨之慢慢吸氣五分滿，頭身保持挺直。

動作影片掃描碼

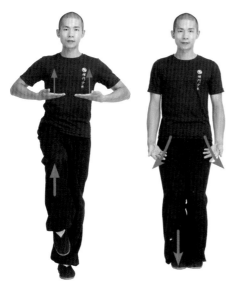

屏氣　喝氣

3 震右腳，手畫大圓

屏氣穩定，震右腳、喝氣，雙手
掌背輕拍畫過大腿，順勢向外側
朝上畫大圓。

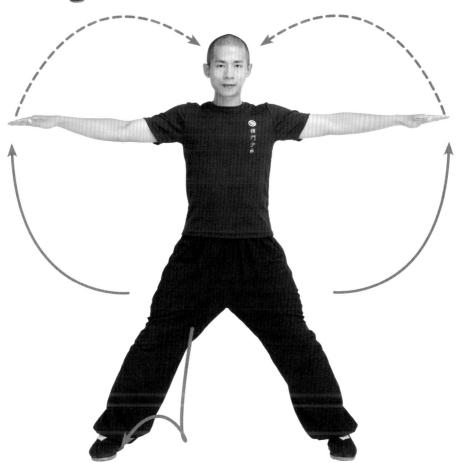

4 右腳跨蹲馬步

右腳向右跨馬步，兩手畫回
前方各放在膝蓋上，手肘架
起呈90度，頭正視平，同時
張口喝氣。

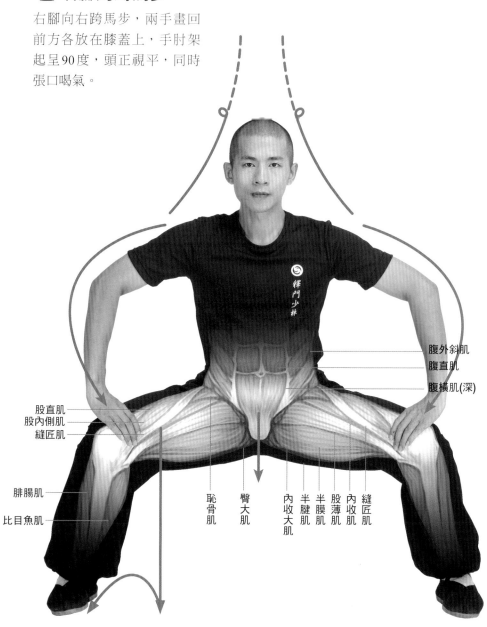

腹外斜肌
腹直肌
腹橫肌(深)

股直肌
股內側肌
縫匠肌

腓腸肌
比目魚肌

恥骨肌
臀大肌
內收大肌
半腱肌
半膜肌
股薄肌
內收肌
縫匠肌

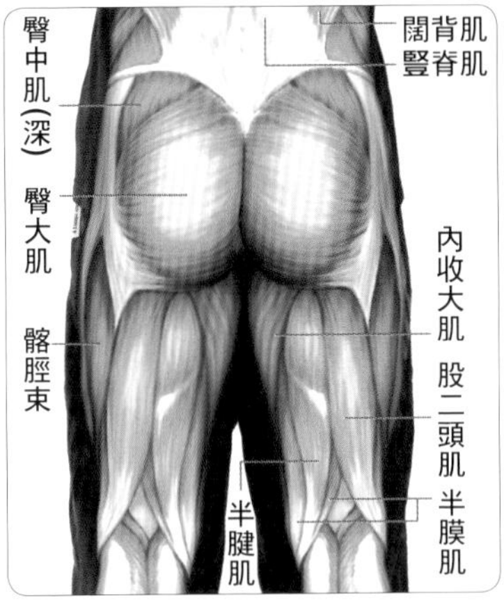

臀中肌（深）

臀大肌

髂脛束

半腱肌

闊背肌

豎脊肌

內收大肌

股二頭肌

半膜肌

吸氣 吐氣

5 壓身向右轉

上身和頭頸呈直線勿彎頭，向前傾壓低於心臟，慢慢往右側轉動。

重點！

頭身也打直壓低，並非彎頭，搖頭時想像如神龍鑽洞般滑順。有高血壓、心臟病、易頭暈者頭勿壓太低。

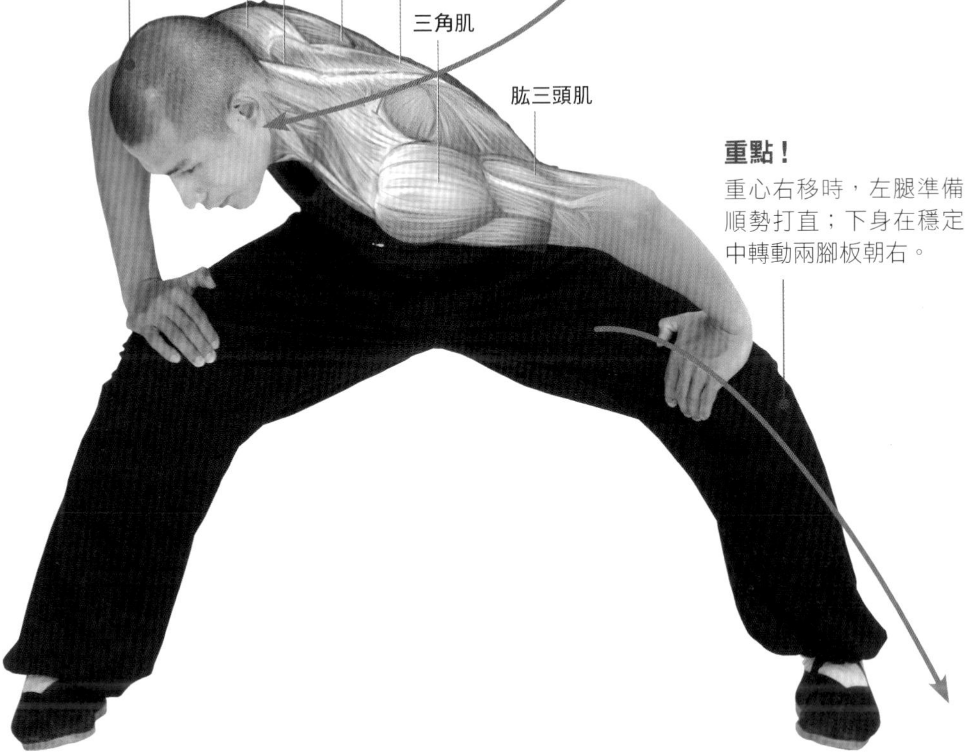

斜方肌

三角肌

闊背肌

豎脊肌

三角肌

肱三頭肌

重點！

重心右移時，左腿準備順勢打直；下身在穩定中轉動兩腳板朝右。

6 側身呈右弓箭步

上身轉到朝右側身呈弓箭步，上
身轉起挺背；右手放在膝蓋，左
手放在髖骨；吸足氣時片刻屏
氣，感受筋骨伸展。

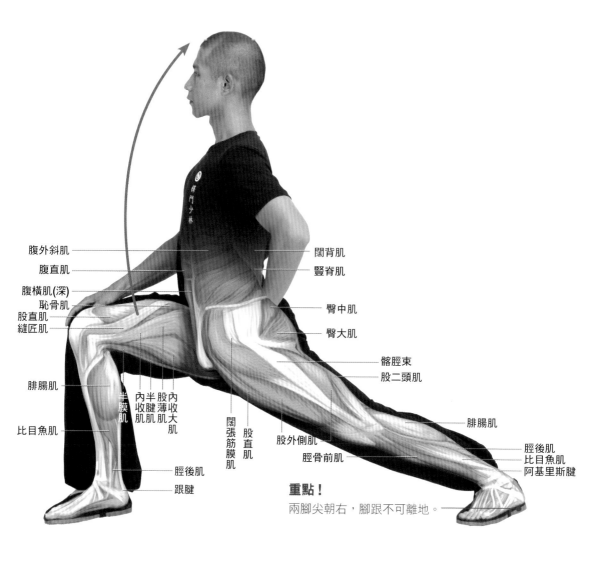

腹外斜肌
腹直肌
腹橫肌(深)
恥骨肌
股直肌
縫匠肌

腓腸肌

比目魚肌

半膜肌
內半收腱肌
股薄肌
股內收大肌

脛後肌
跟腱

闊張筋膜肌
股直肌

闊背肌
豎脊肌

臀中肌

臀大肌

髂脛束
股二頭肌

腓腸肌

脛後肌
比目魚肌
阿基里斯腱

股外側肌
脛骨前肌

重點！
兩腳尖朝右，腳跟不可離地。

110

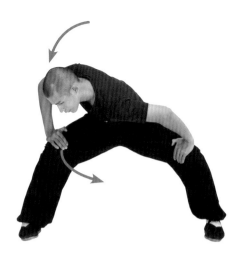

吐氣

7 低身轉中轉左

慢慢吐氣，身體前傾，壓低上身
到中間，換往左側轉動。

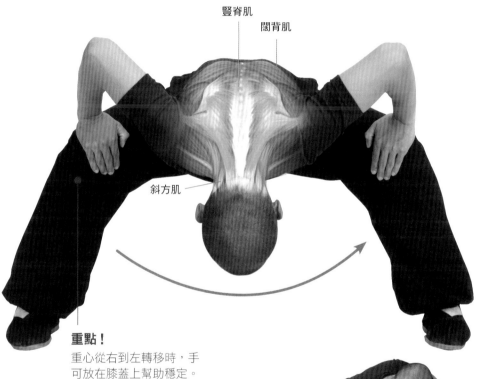

豎脊肌

闊背肌

斜方肌

重點！
重心從右到左轉移時，手
可放在膝蓋上幫助穩定。

8 側身呈左弓箭步

上身換轉到朝左側身呈弓箭步，
上身轉起挺背；左手放在膝蓋，
右手放在髖骨；吸足氣時片刻屏
氣，感受筋骨伸展。左右擺尾各
做2次。

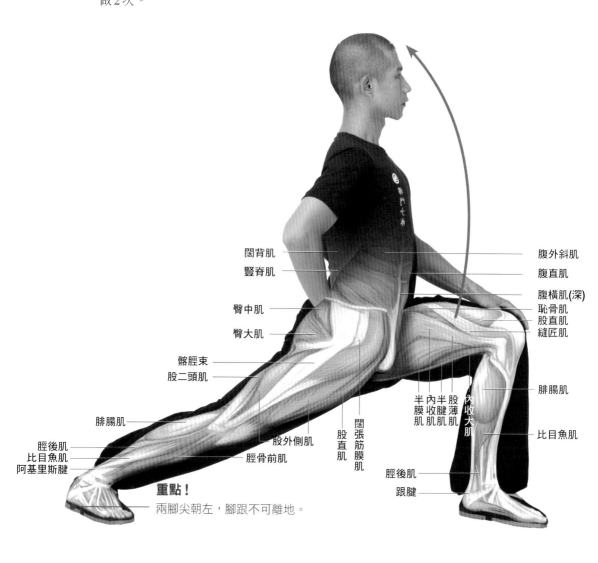

闊背肌
豎脊肌
臀中肌
臀大肌
髂脛束
股二頭肌
腓腸肌
脛後肌
比目魚肌
阿基里斯腱

腹外斜肌
腹直肌
腹橫肌(深)
恥骨肌
股直肌
縫匠肌
腓腸肌
比目魚肌

半膜肌
內半膜肌
股收腱肌
內薄肌
收大肌

闊張筋膜肌
股直肌

股外側肌
脛骨前肌

脛後肌
跟腱

重點！
兩腳尖朝左，腳跟不可離地。

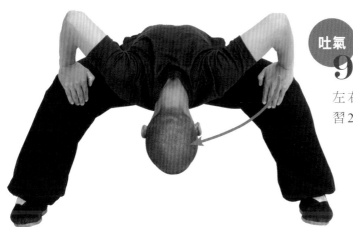

吐氣

9 左右反覆後回中

左右擺尾按步驟5～8各練
習2次後,低身回中。

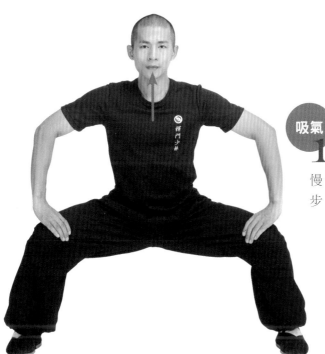

吸氣

10 起身正馬步

慢慢吸氣,上身提起回馬
步,腰背挺直,正頭平視。

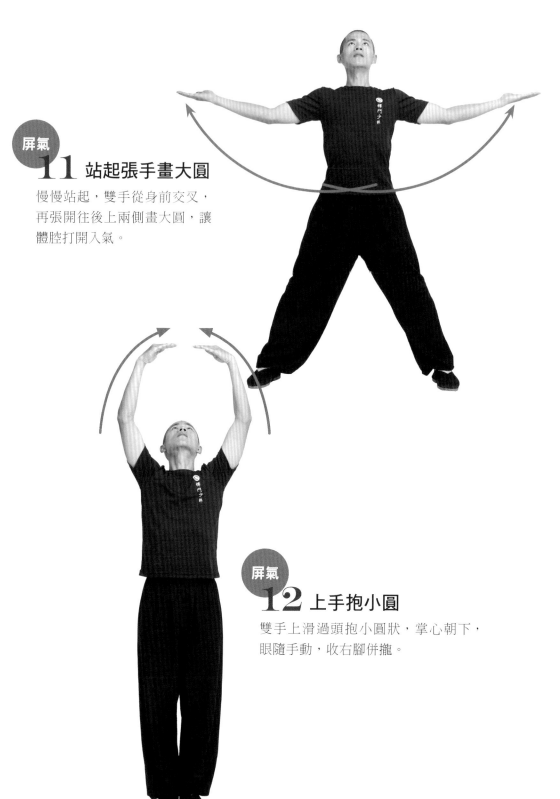

11 站起張手畫大圓

慢慢站起，雙手從身前交叉，
再張開往後上兩側畫大圓，讓
體腔打開入氣。

12 上手抱小圓

雙手上滑過頭抱小圓狀，掌心朝下，
眼隨手動，收右腳併攏。

114

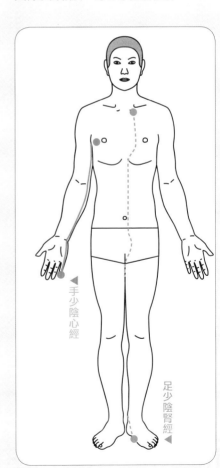

「搖頭擺尾去心火」
調心火腎水，婦科男腎必做！

這動作簡述為「馬步壓身擺脊」，對心經、腎經起按摩呼應作用。「手少陰心經」起於心臟，從腋窩橫入手臂內緣，往下到小指端，與手背的「手太陽小腸經」相接（分支從心臟往下穿過橫膈肌，聯繫小腸），主治心神病症。

「足少陰腎經」從腳小趾下方，斜走足心「湧泉穴」，進入內腳踝沿腿內側上行，聯絡膀胱，歸注腎臟，主治腎疾、婦科、男精、水腫、泌尿問題。而心火與腎水需相濟，身心才得以和諧。

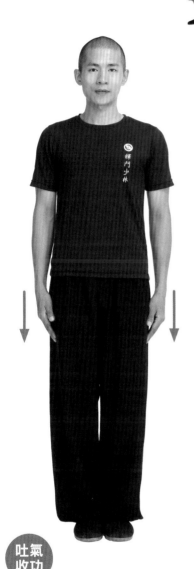

吐氣收功

13 下移收功

雙手沿身體前側下移回大腿兩側，同時把氣吐完。數次吐納調息，平穩身心收功。

▲ 手少陰心經

足少陰腎經 ▲

每日保健
5次/回

每日強肌
紓解不適
**12次/
早晚各1回**

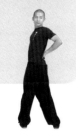

鍛鍊肌群 臉頸 → 胸肩腹側 → 脊椎

特效：循環系統・頸椎腦頓・慢性病勞虛寒

「五勞七傷」整體指身心作息勞動不當，使循行身體前後的經脈阻滯（任督、胃經、膀胱經等）、筋骨失調，造成疲勞早衰、腦頓失智、代謝症等慢性病。

而人體有一個專治慢性病症的健康開關——位於後頸、腦身心行氣活血的脈鑰「大椎穴」。「大椎穴」匯結七大要脈，只要頭後轉就能鬆頸促進血氧循環、調理諸症，立即緩解腦眼壓高、骨刺、肌肉緊張，長期練習並可提升自癒力。

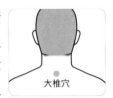

大椎穴

切記往後瞧時，不可低頭，經脈筋骨的伸展才安全有效。建議脖子後轉時吸氣，轉至頂點暫時屏氣，感受脊椎達到整體扭轉，轉回時呼氣放鬆，在緊鬆之間改善循環系統、衰勞虛寒、痴呆頸痛。

STEP ▶▶

氣沉
丹田

1 立式預備

延續上一段收腿姿勢，或單練此招，先站挺，但肩膀放鬆，雙手自然垂放於兩腿側，雙眼平視前方，保持呼吸平緩。

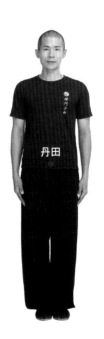

丹田

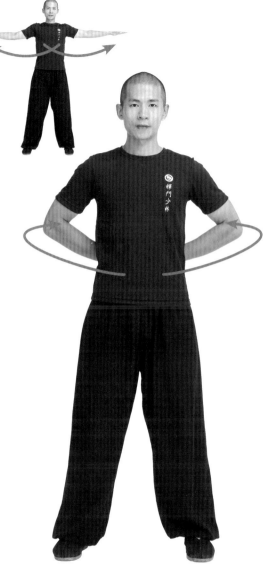

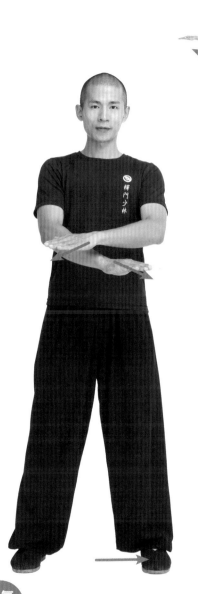

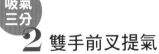

吸氣三分

2 雙手前叉提氣

左腳左開與肩同 ，雙手掌心朝下，左上右下於丹田前交叉。

吐氣

3 雙手繞到腰後

雙手向外畫大圓繞到腰後平貼，雙掌交疊、掌心朝外，同時慢慢吐氣。

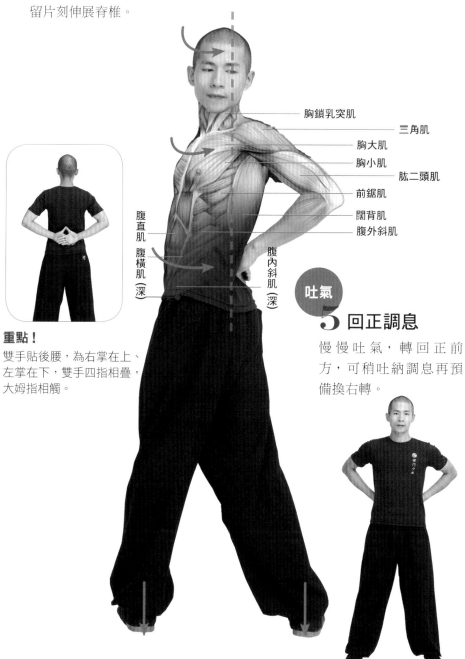

4 上身向左後轉

慢慢吸氣，腰背挺直，上身往
左後轉到極限，眼隨身動，停
留片刻伸展脊椎。

胸鎖乳突肌

三角肌

胸大肌

胸小肌

肱二頭肌

前鋸肌

闊背肌

腹外斜肌

腹直肌

腹橫肌（深）

腹內斜肌（深）

重點！
雙手貼後腰，為右掌在上、
左掌在下，雙手四指相疊，
大姆指相觸。

吐氣

5 回正調息

慢慢吐氣，轉回正前
方，可稍吐納調息再預
備換右轉。

吸氣 屏氣

6 上身向左後轉

慢慢吸氣，腰背挺直，上身往右後轉到極限，眼隨身動，停留片刻伸展脊椎。

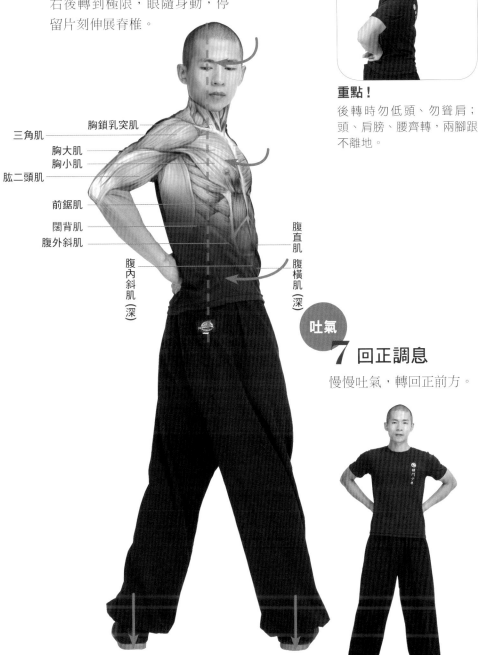

三角肌
胸鎖乳突肌
胸大肌
胸小肌
肱二頭肌
前鋸肌
闊背肌
腹外斜肌
腹內斜肌（深）
腹直肌
腹橫肌（深）

重點！

後轉時勿低頭、勿聳肩；頭、肩膀、腰齊轉，兩腳跟不離地。

吐氣

7 回正調息

慢慢吐氣，轉回正前方。

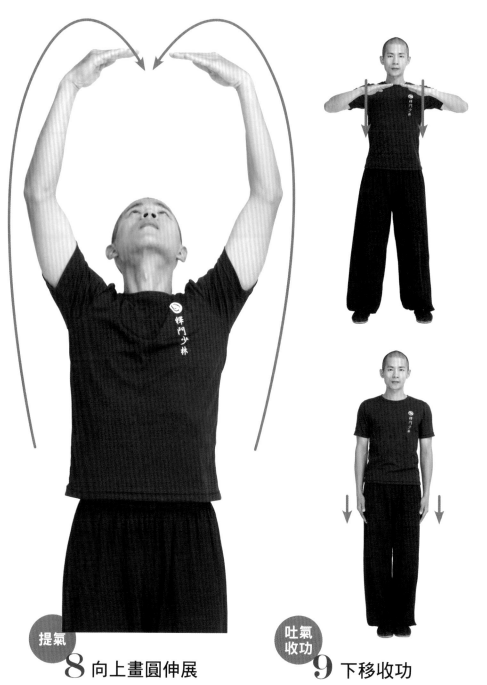

提氣

8 向上畫圓伸展

雙手解開，掌心朝上，隨吸氣
由左右二側往頭上畫大圓；到
頭頂時掌心翻下，眼隨手動。

**吐氣
收功**

9 下移收功

慢慢吐氣，雙掌順身體前面下
移，放回大腿兩側，調息數次
平靜收功。

〔教練說〕

「五癆七傷往後瞧」
擺脫代謝問題、慢性病、防失智！

　　古籍醫典中，「五癆」指：久視傷血；久臥傷氣；久坐傷肉；久立傷骨；久行傷筋。「七傷」指：大飽傷脾；大怒氣逆傷肝；強力舉重、久坐濕地傷腎；形寒、寒飲傷肺；憂愁思慮傷心；風雨寒暑傷形；大恐懼不節傷志。就現代醫學概稱，「五癆七傷」涵指慢性病、疲勞腦頓、亞健康狀態。

　　人體頸後的「大椎穴」又稱「百勞穴」，正是改善慢性痠痛病症、自癒力、循環系統的總開關。它位督脈第七頸椎下，是手三條陽經、足三條陽經、督脈等七大脈的匯點。而「五癆七傷往後瞧」用最簡單的動作、就地隨時可做——上身頭頸脊椎往後轉，直接活絡「大椎穴、中柱、七脈」，治痠解症，同時練到各種運動所需的核心肌群，以及女性最想要的側腰S曲線！

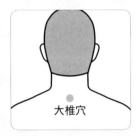

大椎穴

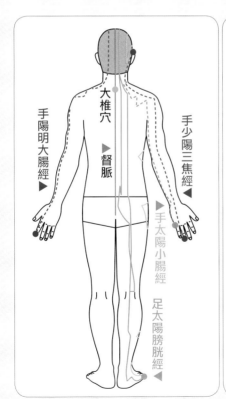

手陽明大腸經 ▶

大椎穴

▶ 督脈

手少陽三焦經 ◀

手太陽小腸經 ▶

足太陽膀胱經 ◀

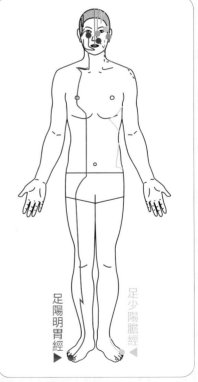

足陽明胃經 ▶

足少陽膽經 ◀

第**6**段

雙手攀足護腎腰

每日保健
3次/回

**每日強肌
紓解不適**
10次/
早晚各1回

鍛鍊肌群 全身前面頸胸腹腿肌 →
全身後面頸 → 背腰臀腿 → 脊椎

特效：泌尿生殖系統・內臟脂肪・椎間盤突出

「雙手攀足護腎腰」的概念是「手扶腰後仰，前彎抓腳踝」，要正確搭配上身和雙腿動作才能有效伸展，又不會傷到腰椎。首先，上身後仰，雙膝略彎，讓全身正正面達到最大弧度伸展，同時強化腰腿膝耐力；然後，慢慢起身再向前彎下，雙手抓緊腳踝，膝蓋要打直，讓脊椎、督脈、膀胱經、後腿肌完全拉開。

下彎和起身時，想像像捲輪一樣，一節一節慢慢捲動頸椎、胸椎、腰椎、薦椎、尾椎，感受脊椎的彎直變化，和通脈暢氣的快感。能同時活絡脊椎、督脈、膀胱經，尤其腰椎腎臟區的「命門穴、腎俞穴、腰陽關穴」，強化生骨腎精功能，預防生殖泌尿病症；對椎間盤突出、內臟型肥胖、第二型糖尿病、腎病、前列腺病等也有改善效果。

STEP ▶▶

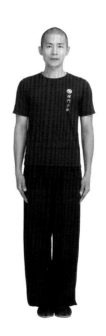

**調息
預備**

1 立式預備

延續上一段收腿姿勢，或單練此招，先站挺，但肩膀放鬆，雙手自然垂放於兩腿側，雙眼平視前方，保持呼吸平緩。

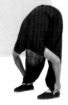

動作影片掃描碼

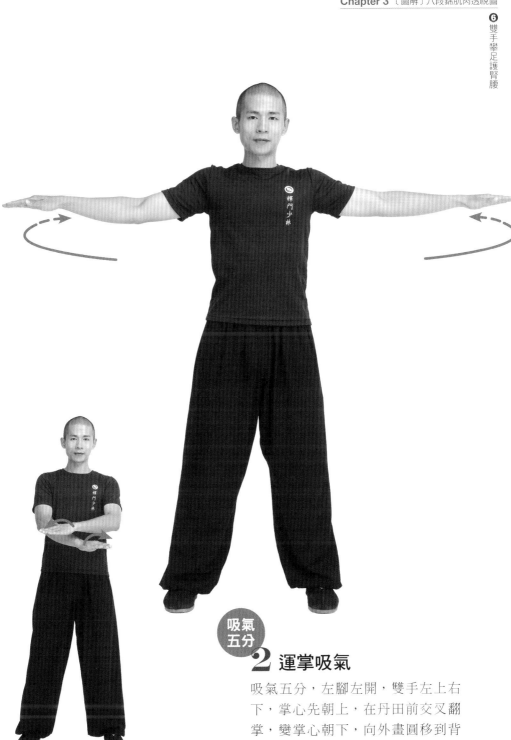

吸氣
五分
2 運掌吸氣

吸氣五分，左腳左開，雙手左上右
下，掌心先朝上，在丹田前交叉翻
掌，變掌心朝下，向外畫圓移到背
後扶腰。

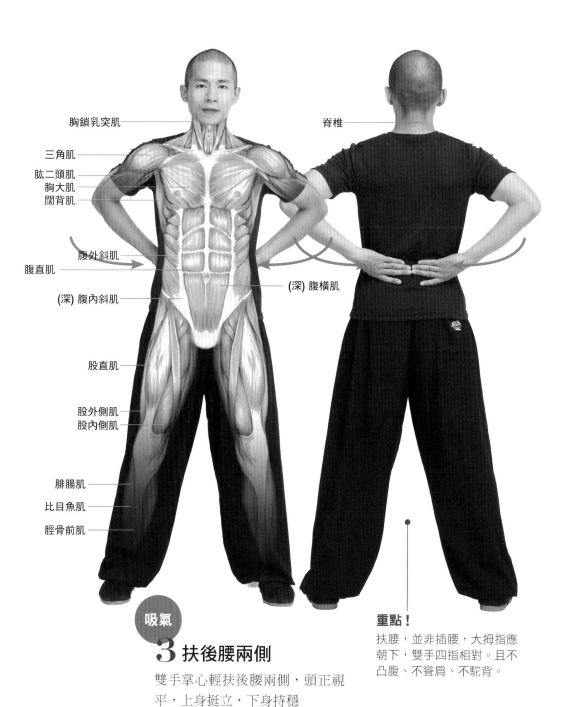

胸鎖乳突肌

三角肌

肱二頭肌

胸大肌

闊背肌

腹外斜肌

腹直肌

(深) 腹內斜肌

股直肌

股外側肌

股內側肌

腓腸肌

比目魚肌

脛骨前肌

脊椎

(深) 腹橫肌

吸氣

3 扶後腰兩側

雙手掌心輕扶後腰兩側,頭正視平,上身挺立,下身持穩

重點!

扶腰,並非插腰,大拇指應朝下,雙手四指相對。且不凸腹、不聳肩、不駝背。

屏氣

4 護腰後仰屈膝

雙手護腰，身體往後仰躺，膝蓋
略彎曲，眼隨身動。嘴巴需微
張，舌尖頂顎，提肛聚力，屏氣
片刻感受伸展。

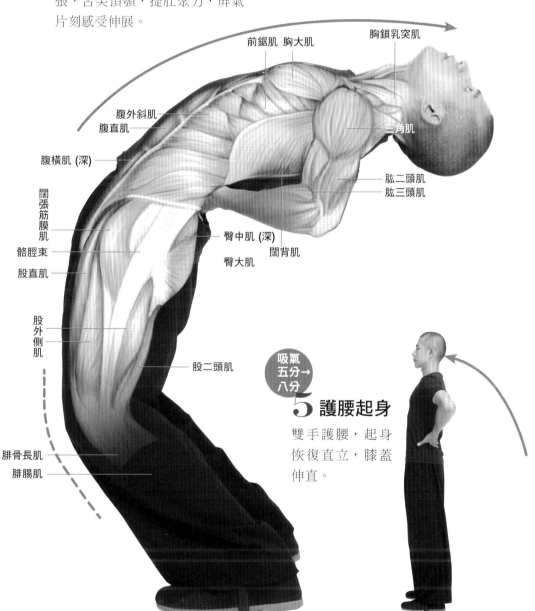

前鋸肌　胸大肌

胸鎖乳突肌

腹外斜肌

腹直肌

三角肌

腹橫肌 (深)

肱二頭肌

肱三頭肌

闊張筋膜肌

骼脛束

臀中肌 (深)

股直肌

闊背肌

臀大肌

股外側肌

股二頭肌

吸氣
五分→
八分

5 護腰起身

雙手護腰，起身
恢復直立，膝蓋
伸直。

腓骨長肌

腓腸肌

重點！

隨著吐氣把上身貼近大腿，手握腳踝保持穩定，感覺全身背後、臀腿、後腳踝筋骨都拉到拉滿。

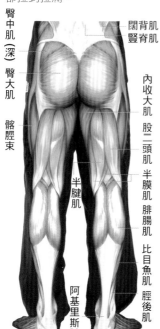

臀中肌（深）
臀大肌
髂脛束

闊背肌
豎脊肌

內收大肌
股二頭肌
半膜肌
腓腸肌
比目魚肌
脛後肌

半腱肌

阿基里斯腱

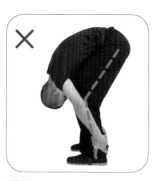

重點！

膝蓋不可彎曲，如手無法握到腳踝，可扶小腿肚或膝蓋；如重心不穩，可拉寬雙腳間距，慎防跌倒。

吐氣

6 前彎直腿

上身順脊椎一節一節往前彎，雙掌沿腿側外移到腳踝握住，把氣慢慢吐盡，停留片刻讓背、腰、腿伸展。

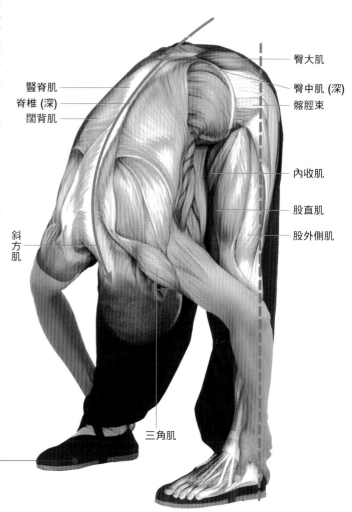

臀大肌
臀中肌 (深)
髂脛束

豎脊肌
脊椎 (深)
闊背肌

內收肌
股直肌
股外側肌

斜方肌

三角肌

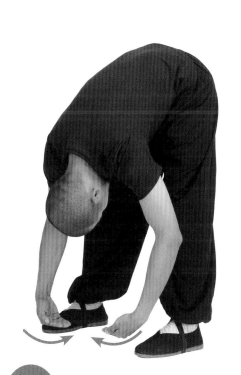

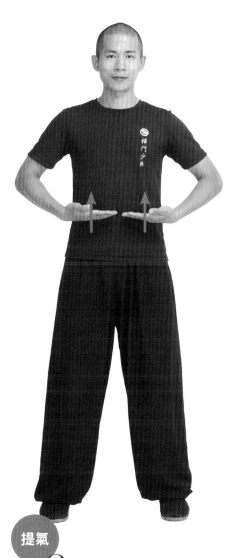

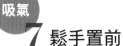

7 鬆手置前

雙掌置於腳前，手指相對，掌心
朝上。

提氣

8 提氣起身

提掌到腹前，慢慢吸氣起身，
感受脊椎一節一節回復直挺。

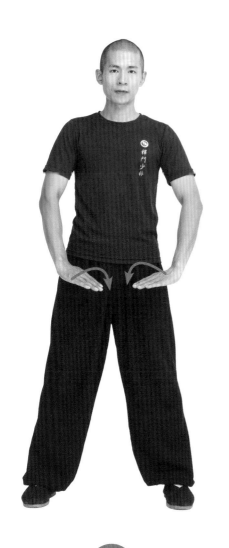
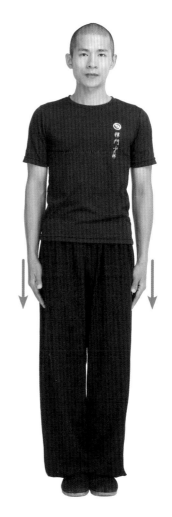

吐氣
收功

9 翻掌吐氣

慢慢吐氣，雙掌翻掌朝下，順身體前
面下移，放回大腿兩側，調息數次平
靜收功。

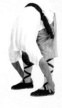

「雙手攀足護腎腰」
顧腎腰，就是顧生長、生氣、生育！

我們一般常做的運動，很少針對全身背面的筋肉做訓練，所以有人會彎腰駝背、背影老態龍鍾，甚至腰腎虛弱！尤其循行背面的督脈、膀胱經阻滯，往往從頭到腳的氣血循環都變差，全面影響生長、生氣、生育。

「足太陽膀胱經」是全身最長、穴位最多、影響最廣的經脈；它起於眼部睛明穴，往後腦沿督脈脊柱下行頸背、腰脊，續走腿後到腳小趾外側，與「足少陰腎經」相接，互為表裡，幾乎攸關人類一生所有健康問題，真的每天都要多伸展才行！

在這些經脈上，也有很多保健必知的重要穴位，沿膀胱經、督脈腰椎處有「命門穴」、「腎俞穴」、「腰陽關穴」，是生化聚腎氣、活動受力的要穴；膝關節背面深陷的「委中穴」，常常按動可以避免坐骨神經痛、腿弱膝痛、腰弱腎虛。

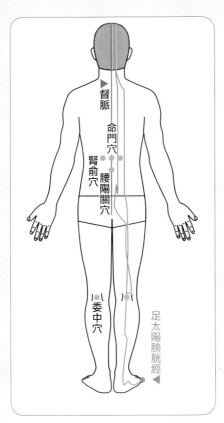

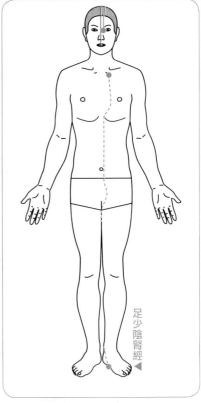

第**7**段

轉拳怒目增力氣

每日保健
3次/回

每日強肌
紓解不適
8次/
早晚各1回

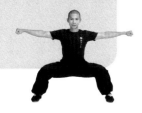

動作影片掃描碼

130

鍛鍊肌群 胯臀腿 → 腹脊核心 → 胸腰側 → 臂肌

特效：筋骨系統‧排毒養肝‧生殖性能

「轉拳怒目增力氣」段式是下身保持馬步「開胯圓襠」，上身進行怒目、轉拳、衝拳；對上可潤顏活腦，對下可強腿抗老。

馬步時，打開身腿交際的胯部、襠處呈圓拱型，讓上身沉坐著、放鬆腰部，馬步就不會被手臂的推拳、瞬間轉拳、衝拳的「寸勁」而拉倒。尤其，腿部兩膝外撐、腳趾抓地，會使馬步紮得更穩。此外，「怒目」瞪眼可以啟動大腦專注力、強化自信，帶動手腿肌肉、交感神經協調。

勤練馬步鬆腰坐胯，外陰內縮，怒目聚氣於丹田，用拳聚力於骨肉，能使行氣暢通「足厥陰肝經」，滋養肝膽。肝在五行中屬「木」，有疏泄功能，以維持氣血津液、吸收化解、精神意念等調節；疏通肝經更有助提升臟器代謝，改善慢性疲勞、肌弱腰痛；關心男女生殖疾症者，除了上一段「雙手攀足護腎腰」，更要勤練「轉拳怒目增力氣」。

STEP》

調息
預備

1 立式預備

延續上一段收腿姿勢，或單練此招，先站挺，但肩膀放鬆，雙手自然垂放於兩腿側，雙眼平視前方，保持呼吸平緩。

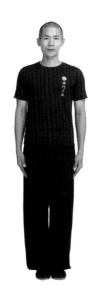

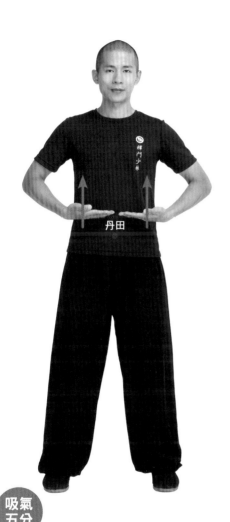

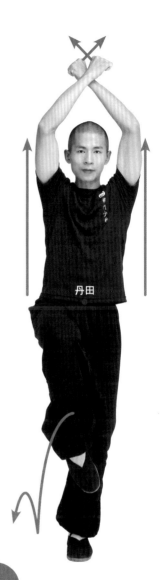

丹田

丹田

吸氣
五分

2 掌心向上提氣

雙手掌心向上，持續上移到腹
前，慢慢吸氣五分滿，頭頸、
身體保持挺直。

閉氣

3 震腳舉手

提右腳「震腳」，雙手順勢高畫
過頭，舉在頭頂上方交叉，隨即
要往下置腰。

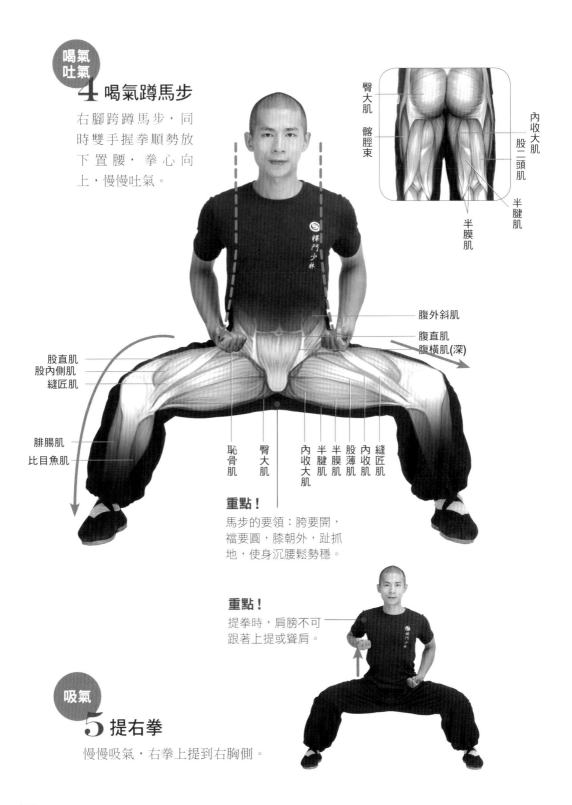

4 喝氣蹲馬步

右腳跨蹲馬步，同時雙手握拳順勢放下置腰，拳心向上，慢慢吐氣。

臀大肌

髂脛束

內收大肌

股二頭肌

半腱肌

半膜肌

腹外斜肌

腹直肌
腹橫肌(深)

股直肌
股內側肌
縫匠肌

腓腸肌
比目魚肌

恥骨肌

臀大肌

內收大肌

半腱肌

半膜肌

股薄肌

內收肌

縫匠肌

重點！
馬步的要領：胯要開，襠要圓，膝朝外，趾抓地，使身沉腰鬆勢穩。

重點！
提拳時，肩膀不可跟著上提或聳肩。

5 提右拳

慢慢吸氣，右拳上提到右胸側。

6 前推轉拳衝拳

右拳慢慢向前推出約手
臂1/2長，拳心急旋轉
向下瞬間出拳，順勢張
口喝氣。

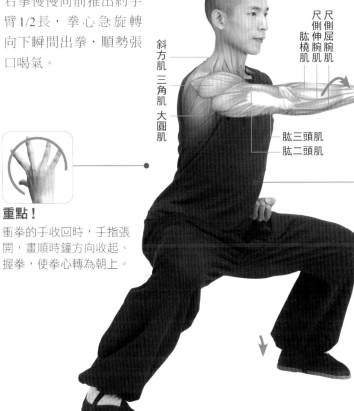

尺側伸腕肌
尺側屈腕肌
肱橈肌

斜方肌
三角肌
大圓肌

肱三頭肌
肱二頭肌

重點！

衝拳的手收回時，手指張
開，畫順時鐘方向收起、
握拳，使拳心轉為朝上。

重點！

馬步要蹲穩，出拳
時，上身要保持中
立挺直，不要被衝
拳帶往前傾。

7 張指收拳換手

慢慢吸氣，右掌手指張開，畫順時鐘
方向收起，轉為掌心朝上，握拳收回
右腰側。同時左拳上提到左胸側。

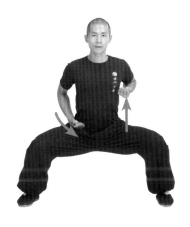

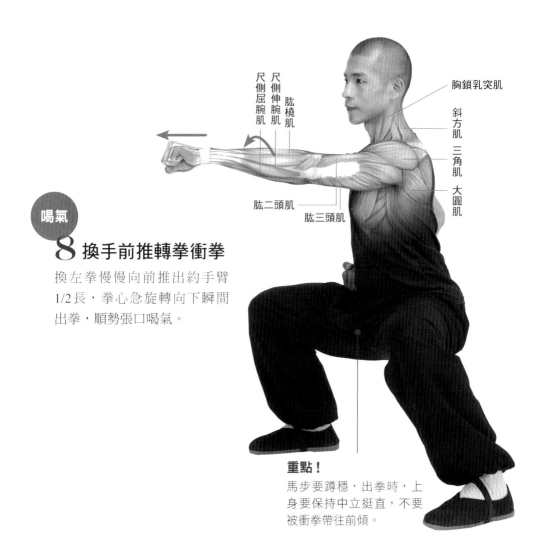

胸鎖乳突肌

斜方肌

三角肌

大圓肌

尺側屈腕肌
尺側伸腕肌
肱橈肌

肱二頭肌

肱三頭肌

8 換手前推轉拳衝拳

換左拳慢慢向前推出約手臂1/2長，拳心急旋轉向下瞬間出拳，順勢張口喝氣。

重點！
馬步要蹲穩，出拳時，上身要保持中立挺直，不要被衝拳帶往前傾。

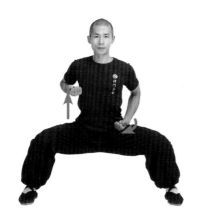

9 張指收拳換手

慢慢吸氣，左掌手指張開，畫逆時鐘方向收起，轉為掌心朝上，握拳收回左腰側。同時右拳上提到右胸側。

喝氣

10 右推轉拳衝拳

右拳慢慢向右側推出約手臂
1/2長，拳心急旋轉向下並瞬
間出拳，順勢張口喝氣，頭、
眼望手。左拳保持在腰。

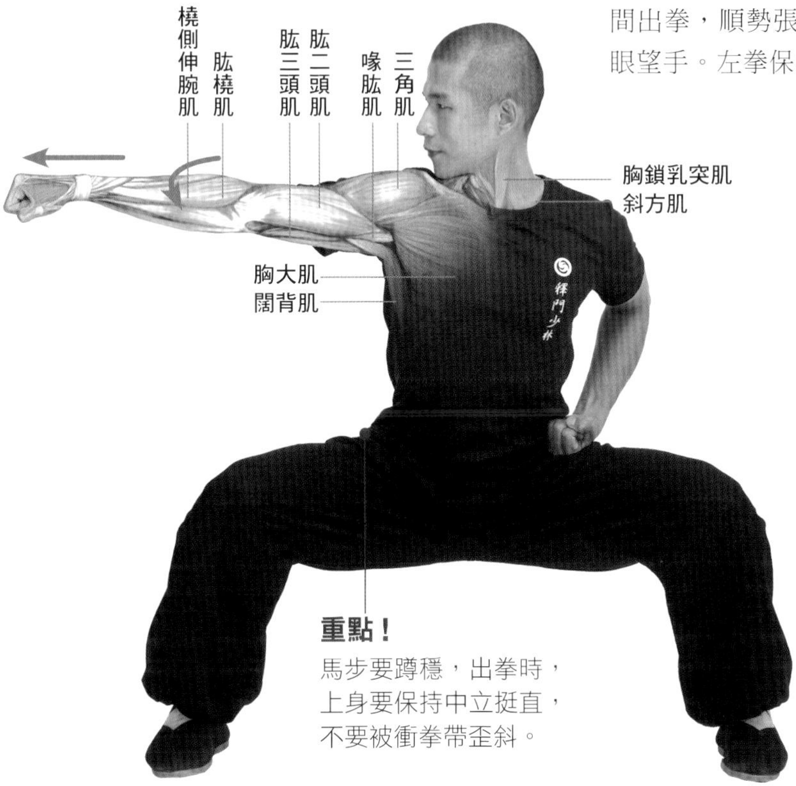

橈側伸腕肌
肱橈肌
肱三頭肌
肱二頭肌
喙肱肌
三角肌

胸鎖乳突肌
斜方肌

胸大肌
闊背肌

重點！

馬步要蹲穩，出拳時，
上身要保持中立挺直，
不要被衝拳帶歪斜。

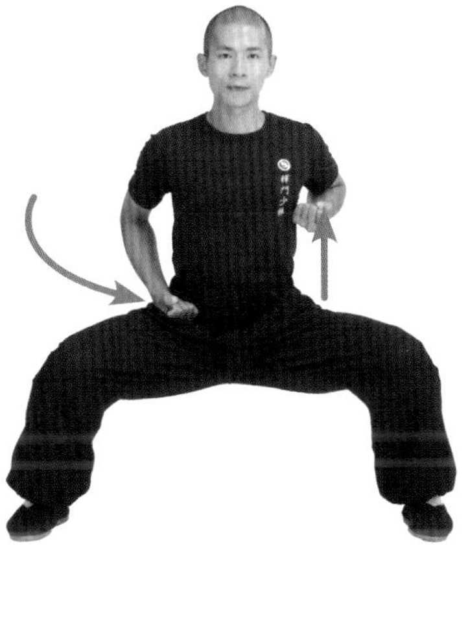

吸氣

11 張指收拳換手

慢慢吸氣，右掌手指張開，劃
順時鐘方向收起，轉為掌心朝
上，握拳收回右腰側。同時左
拳上提到左胸側。

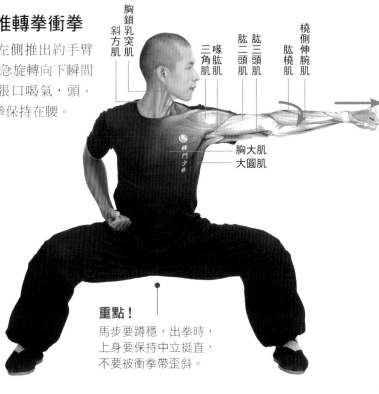

12 左推轉拳衝拳

左拳慢慢向左側推出約手臂
1/2長，拳心急旋轉向下瞬間
出拳，順勢張口喝氣，頭、
眼望手。右拳保持在腰。

斜方肌
胸鎖乳突肌
三角肌
喙肱肌
肱二頭肌
肱三頭肌
肱橈肌
橈側伸腕肌

胸大肌
大圓肌

重點！
馬步要蹲穩，出拳時，
上身要保持中立挺直，
不要被衝拳帶歪斜。

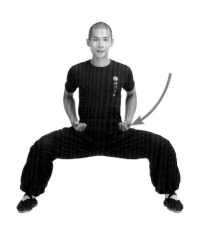

屏氣

13 張指收拳

慢慢吸氣，左掌手指張開，畫逆時
鐘方向收起，轉為掌心朝上，握拳
收回左腰側。

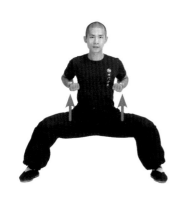

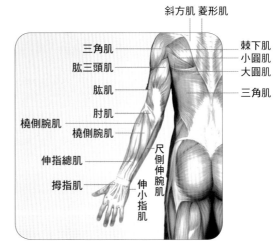

斜方肌　菱形肌
三角肌
肱三頭肌
肱肌
肘肌
橈側腕肌
橈側腕肌
伸指總肌
拇指肌
棘下肌
小圓肌
大圓肌
三角肌
尺側伸腕肌
伸小指肌

吸氣

12 雙拳上提

慢慢吸氣，左、右拳同時上提到胸側。

喝氣

15 雙推轉拳衝拳

左、右拳慢慢向兩側推出約手臂1/2長，拳心急旋轉向下並瞬間出拳，順勢張口喝氣，頭、眼前視。

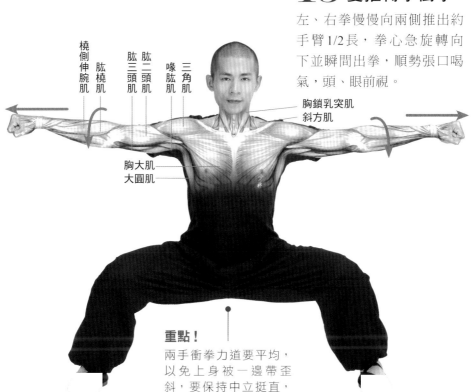

橈側伸腕肌
肱橈肌
肱三頭肌
肱二頭肌
喙肱肌
三角肌
胸鎖乳突肌
斜方肌
胸大肌
大圓肌

重點！
兩手衝拳力道要平均，以免上身被一邊帶歪斜，要保持中立挺直，馬步要蹲穩。

137

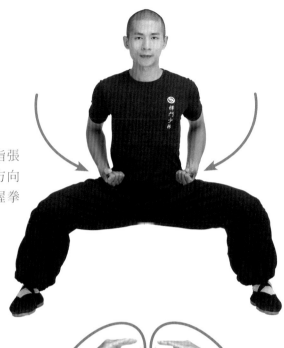

屏氣

16 張指收拳

慢慢吸氣,左、右掌手指張
開,畫右順、左逆時鐘方向
收起,轉為掌心朝上,握拳
收回腰側。

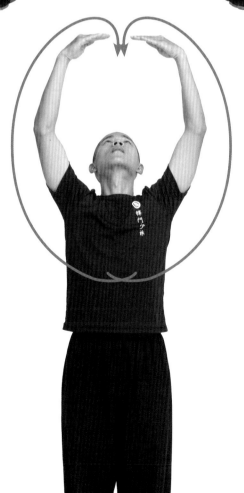

提氣

17 畫大圓起身

收右腳起身,雙手在身前交
叉,往左右側畫大圓,在頭
上相對,掌心為朝下。

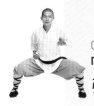

「轉拳怒目增力氣」
強肌保肝，CP值最高招！

　　平日練功時間少的學員，又想快速強健全身筋骨，我一定推薦這招「轉拳怒目增力氣」，對外強健筋肌骨，對內疏活肝經、排毒活力！

　　「足厥陰肝經」起於腳姆趾上方「大敦穴」，上行小腿、大腿內側、外陰部；繞行外陰部後，上行小腹，向外接肋骨下緣「章門穴」，上接「期門穴」聯繫肝膽；再續行到喉嚨、眼部達頭頂。勤練此招，既能顧肝膽，也防治婦疾、遺尿、尿滯、前陰症。

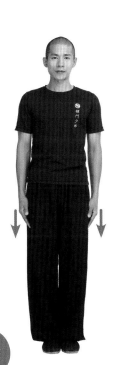

**吐氣
收功**

18 雙手下移收功

慢慢吐氣，雙掌順身體前面下移，放回大腿兩側，數次調息平穩收功。

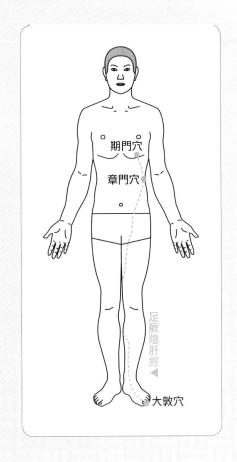

期門穴

章門穴

足厥陰肝經 ◀

大敦穴

139

背後起點舊病消

每日保健
5次/回

每日強肌
紓解不適
12次/
早晚各1回

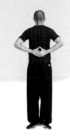

動作影片掃描碼

鍛鍊肌群 肩背腰脊 → 小腿後側

特效：心血管系統・脊椎神經・淋巴內分泌

「舊病」就是「慢性病」、「亞健康問題」，輕者如偏頭痛、痠痛、經痛、水腫、疲勞；重者如心血管病、糖尿病、三高、肥胖症。慢性病一來人人有份，二來防治耗時，三來無法免疫根治。但如果能提升免疫力和自癒力的兩大支柱「心血管系統」和「淋巴系統」，不但能有效防病，也能緩解不適、控制惡化、提高食療醫藥吸收作用。

「背後起點舊病消」段式從腳跟到後腦作「全身背後顛動」、針對貫通全身的脊柱、督脈、膀胱經作刺激，活化心血代謝、神經脈絡，並改善腦下垂體、甲狀腺、荷爾蒙等內分泌、淋巴系統，同時鬆活脊柱間、腿部各肌肉群，以及紓緩自律神經失調不適症。

腳跟「顛動」時，腳跟要保持相接勿分開，身腿呈直線起落，使正確施力到「足太陽膀胱經」、「督脈」和「脊椎」，也為保持顛足站立，才能連續多做幾次。搭配手臂雙掌平貼後腰，增加穩定性，更牽動上身「手少陽三焦經」，刺激心胸腹腔等臟腑的氣血流動。

STEP »»

調息預備

1 立式預備

延續上一段收腿姿勢，或單練此招，先站挺，但肩膀放鬆，雙手自然垂放於兩腿側，雙眼平視前方，保持呼吸平緩。

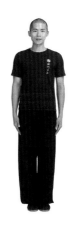

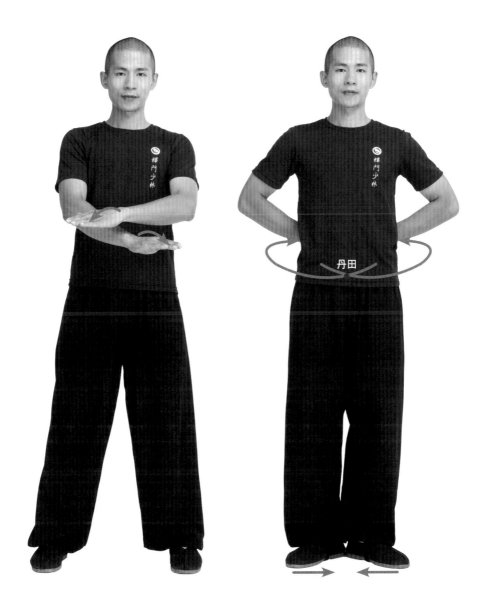

丹田

吸氣三分　吐氣

2 運掌後貼

吸氣三分，雙手左上右下，掌心先朝
上，在丹田前交叉翻掌，變掌心朝下，
順移背後手背貼腰，併腳腳跟靠攏，慢
慢吐氣。

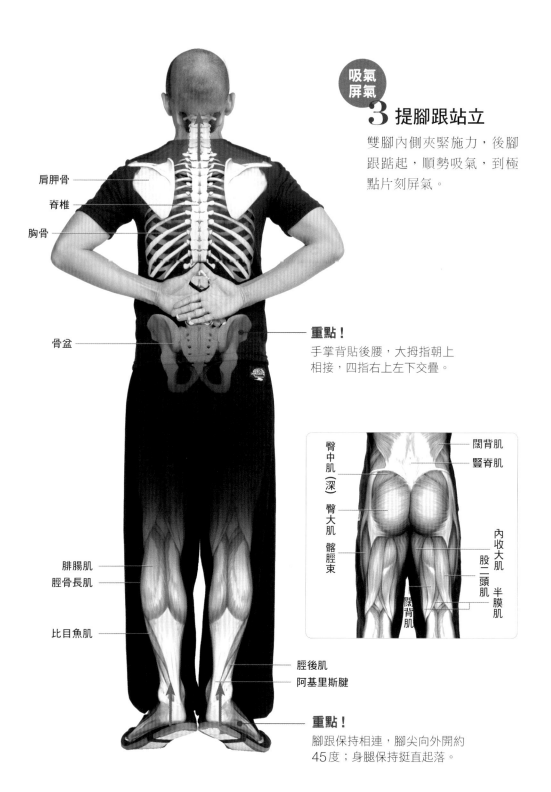

3 提腳跟站立

雙腳內側夾緊施力，後腳跟踮起，順勢吸氣，到極點片刻屏氣。

肩胛骨

脊椎

胸骨

骨盆

重點！
手掌背貼後腰，大拇指朝上相接，四指右上左下交疊。

臀中肌（深）

臀大肌

髂脛束

闊背肌

豎脊肌

內收大肌

股二頭肌

半膜肌

闊背肌

腓腸肌

脛骨長肌

比目魚肌

脛後肌

阿基里斯腱

重點！
腳跟保持相連，腳尖向外開約45度；身腿保持挺直起落。

142

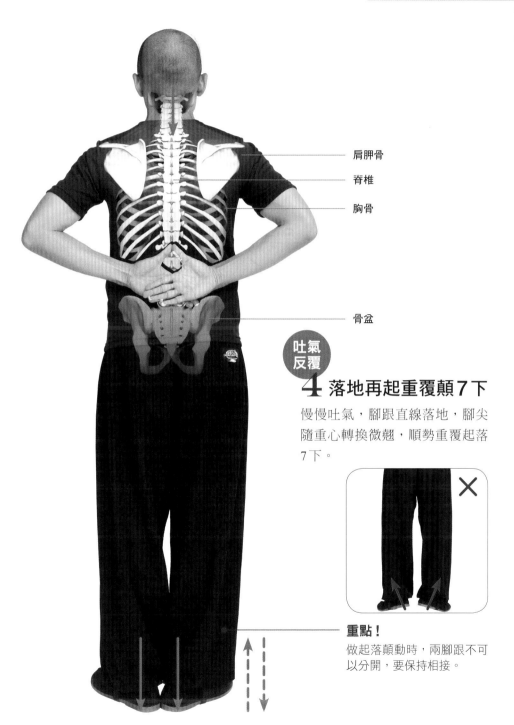

肩胛骨

脊椎

胸骨

骨盆

吐氣
反覆

4 落地再起重覆顛7下

慢慢吐氣，腳跟直線落地，腳尖
隨重心轉換微翹，順勢重覆起落
7下。

重點！
做起落顛動時，兩腳跟不可
以分開，要保持相接。

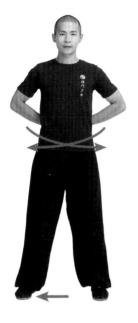

提氣

5 開腿手畫圓

右腳打開與肩同寬，雙手在身前
交叉，往左右側畫大圓，在頭上
相對，掌心為朝下。

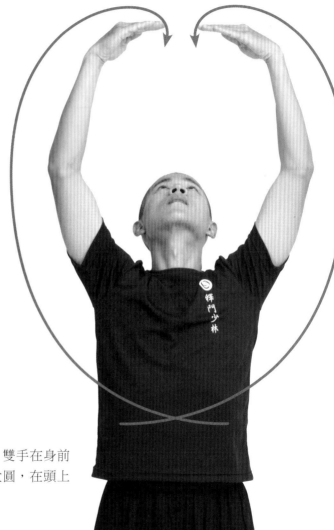

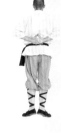

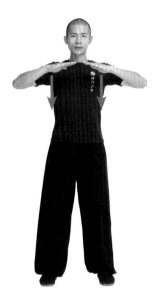

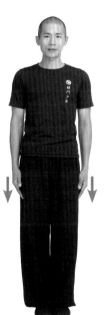

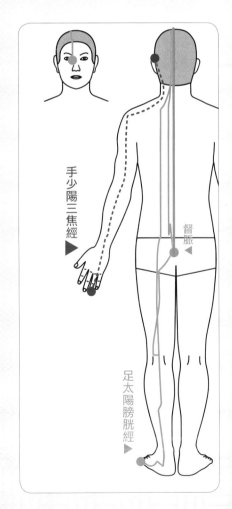

「背後起點舊病消」
震動心血脊椎救自癒力！

　　這動作之簡單，體虛病重、行動不便者也可練習。注意兩腳跟顛動時要保持相接，從雙腿到脊椎呈直線起落；最近流行的「踮腳1分鐘拉長身體瘦身」也有異曲同工之妙。可刺激到全身最長經脈「足太陽膀胱經」，和互為表裡的「足少陰腎經」，防治泌尿、腰腎、脊柱、坐骨神經、腿膝諸症；及刺激循行手臂到心腹的「手少陽三焦經」，防治偏頭痛、耳鳴、眼壓、胸悶、腹脹。

手少陽三焦經 ▶

督脈 ◀

足太陽膀胱經 ▶

吐氣收功

6 雙手下移收功

慢慢吐氣，雙掌順身體前面下移，放回大腿兩側，數次調息平穩收功。

醫生也想知道為什麼
「痠痛雜症」做八段錦都改善了！

　　學會做「八段錦」後，該怎樣對症應用全套或單招呢？我在導言說過，現代醫學看八段錦對人體「五大系統」和各部位筋骨的健身效果，學員也常跟我聊到應用心得，尤其有很多專科醫生都難防治的義明症、慢性病、亞健康等痠痛雜症，在練習八段錦後都好轉了！

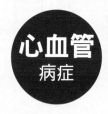

　　心血管病症多因血循阻滯、動脈硬化造成，常見三高、肥胖、疲勞、眼疾、胸悶、健忘；重恐衰竭、失智、中風、猝死。正確做八段錦第一、四、六段，可活絡心包經和三焦，調整腎水平衡血壓、促進膽固醇、血脂代謝、協調腦和器官神經。但心臟病、高血壓、暈眩症、脊椎炎者要減緩強度幅度，從較和緩的第一、五、八段做起，避免意外；且要搭配導正作息和醫囑。想清血脂、瘦身者，可做較強的第四、六段。

症狀	1 胸悶	2 心血管問題	3 高血壓

應用　第1段：雙手托天理三焦 ＋ 第5段：五癆七傷往後瞧 ＋
第8段：背後起點舊病消

症狀	4 高膽固醇	5 高血脂	6 減肥

應用　第1段：雙手托天理三焦 ＋ 第4段：搖頭擺尾去心火 ＋
第6段：雙手攀足護腎腰

症狀	7 疲勞	8 視力衰退	9 記憶力衰退

應用　第4段：搖頭擺尾去心火 ＋ 第6段：雙手攀足護腎腰 ＋
第8段：背後起點舊病消

這樣做最照顧「心血管」▶ 由簡漸進，注意反應，辨症量力。

第1段│雙手托天理三焦　每日次數：10次　**P82**

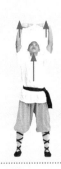

❶ 托天時掌根用力，拉開脊椎和腋窩，肩頸放鬆；
❷ 手肘不勉強伸很直；前彎時雙手不勉強按到地；
❸ 採取深緩腹式呼吸，挺吸彎吐。

第4段│搖頭擺尾去心火　每日次數：8次　**P106**

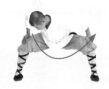

❶ 頭痛者要確認非中風、腦炎、腫瘤再做；
❷ 心臟病、高血壓、暈眩症、脊椎炎者，上身勿太低；
❸ 搖頭擺尾要和緩，避免頭暈。

第5段│五癆七傷往後瞧　每日次數：12次　**P116**

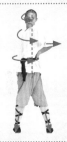

❶ 往後瞧時，不要低頭；
❷ 頭眼、肩臂、腰椎一起後轉，下肢不動，產生扭力；
❸ 3C族每小時起身做幾次，在座位就能做。

第6段│雙手攀足護腎腰　每日次數：10次　**P122**

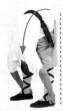

❶ 後仰以手護腰，前彎膝蓋打直；
❷ 動作要和緩，配合腹式呼吸仰吸彎吐；
❸ 心臟病、高血壓、暈眩症、脊椎炎者，勿彎太大。

第8段│背後起點舊病消　每日次數：12次　**P140**

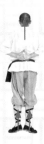

❶ 踮腳站立時，兩腳跟保持相接；
❷ 全身起落呈直線，拉伸背後督脈和膀胱經；
❸ 每次踮腳起落7下，配合腹式呼吸起吸落吐。

呼吸
病症

「呼吸系統病症」是公認最難治癒的病，嚴重的像對抗會致癌的霧霾pm 2.5、國人嚴重死因肺腺癌；及常見的過敏、氣喘、容易感冒、久咳，都需從根源「提振自癒力」長期做。做八段錦第一、二、三段，拉闊肺經、胸肺、氣管、橫膈膜，改善乾燥緊癢，睡前做能助眠，久之能強化免疫力、運動能力。

症狀	**10** 感冒咳嗽	**11** 氣喘過敏	**12** 氣管和肺疾

應用　第1段：雙手托天理三焦 ＋ 第2段：左右開弓似射鵰 ＋
第3段：調理脾胃單舉手

這樣做最照顧「呼吸道」▶ 以呼吸和手臂動作，拉開肺經和胸腔。

第1段│雙手托天理三焦　每日次數：10次 **P80**

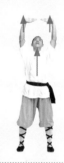

❶ 托天時掌根用力，拉開脊椎和腋窩，肩頸放鬆；
❷ 手肘不勉強伸很直；前彎時雙手不勉強按到地；
❸ 採取深緩腹式呼吸，挺吸彎吐。

第2段│左右開弓似射鵰　每日次數：10次 **P88**

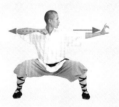

❶ 開弓時，手臂與肩膀齊高，但勿聳肩太用力；
❷ 開弓時吸氣，回位時吐氣，消除胸肺鬱氣。

第3段│調理脾胃單舉手　每日次數：12次 **P98**

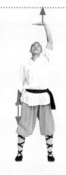

❶ 上手托天，下手按地，拉開體腔，疏活三焦；
❷ 掌根稍微用力，但手臂勿過度緊張；
❸ 胸腹有手術傷口者，拉力勿太大。

神經病症

神經系統連接全身運作，包含：中樞神經、運動神經、感覺神經、自律神經、腸神經等；病兆也很多面，像勞累、憂鬱、頭痛、失眠、口臭、便秘、拉肚子、肝炎，而「過勞、壓力」是最大原因。可做八段錦以下三式疏通上下身、動脊醒腦、去心肝火、調腎水；下身不便者做第一、五、八段。

症狀	**13 頭痛**	**14 焦慮失眠**	**15 自律神經失調**

應用　第4段：搖頭擺尾去心火 + 第6段：雙手攀足護腎腰 +
第7段：轉拳怒目增力氣

症狀	**16 左右身不平衡**	**17 手腳不協調**

應用　第4段：搖頭擺尾去心火 + 第7段：轉拳怒目增力氣

這樣做最照顧「神經」▶ 拉通脊椎和肝腎，喚醒上下身到末梢。

第4段｜搖頭擺尾去心火　每日次數：8次 **P104**

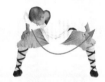

❶ 頭痛者要確認非中風、腦炎、腫瘤再做；
❷ 心臟病、高血壓、暈眩症、脊椎炎者，上身勿太低；
❸ 搖頭擺尾要和緩，避免頭暈。

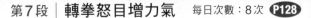

第6段｜雙手攀足護腎腰　每日次數：10次 **P120**

❶ 後仰以手護腰，前彎膝蓋打直；
❷ 動作要和緩，配合腹式呼吸仰吸彎吐；
❸ 心臟病、高血壓、暈眩症、脊椎炎者，勿彎太大。

第7段｜轉拳怒目增力氣　每日次數：8次 **P128**

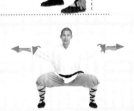

❶ 馬步要紮穩，避免衝拳時失去平衡；
❷ 心臟病、高血壓、脊椎炎、年長者衝拳勿太用力；
❸ 確實怒目瞪眼，刺激肝經養血。

學員最常問我的「消化系統病症」有三類：胃痛、便祕、血糖血脂問題。做八段錦按摩胃腸，當下可解痛消脹促便。做操時以「丹田」深緩呼吸，不要因為疼痛就急促；飲食也要增加水和纖維質。長期飯後1小時做，可改善消化排便、腰圍腹肌、血糖血脂代謝，尤其避免併發症如心血管病變、中風、末梢潰爛、失明等。

症狀	**18 胃痛胃酸**	**19 腸躁腹瀉**	
應用	第1段：雙手托天理三焦 ＋ 第3段：調理脾胃單舉手		

症狀	**20 脹氣便秘**	**21 消化不良**	
應用	第3段：調理脾胃單舉手 ＋ 第6段：雙手攀足護腎腰 ＋ 第8段：背後起點舊病消		

症狀	**22 肝火肝炎**	**23 糖尿病**	**24 胃凸腰肥**
應用	第1段：雙手托天理三焦 ＋ 第6段：雙手攀足護腎腰 ＋ 第7段：轉拳怒目增力氣		

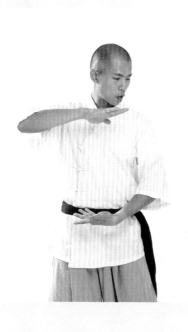
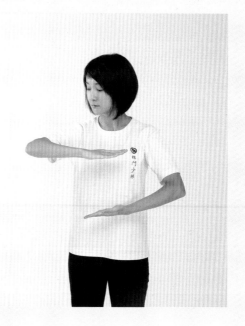

這樣做最照顧「胃腸消化」▶ 飯後1小時做，丹田呼吸按摩三焦。

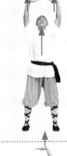

第1段│**雙手托天理三焦** 每日次數：10次 **P82**

❶ 托天時掌根用力，拉開脊椎和腋窩，肩頸放鬆；

❷ 手肘不勉強伸很直；前彎時雙手不勉強按到地；

❸ 採取深緩腹式呼吸，挺吸彎吐。

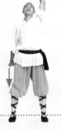

第3段│**調理脾胃單舉手** 每日次數：12次 **P100**

❶ 上手托天，下手按地，拉開體腔，疏活三焦；

❷ 掌根稍微用力，但手臂勿過度緊張；

❸ 胸腹有手術傷口者，拉力勿太大。

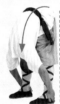

第6段│**雙手攀足護腎腰** 每日次數：10次 **P122**

❶ 後仰以手護腰，前彎膝蓋打直；

❷ 動作要和緩，配合腹式呼吸仰吸彎吐；

❸ 心臟病、高血壓、暈眩症、脊椎炎者，勿彎太大。

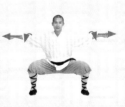

第7段│**轉拳怒目增力氣** 每日次數：8次 **P130**

❶ 馬步要紮穩，避免衝拳時失去平衡；

❷ 心臟病、高血壓、脊椎炎、年長者衝拳勿太用力；

❸ 確實怒目瞪眼，刺激肝經養血。

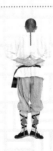

第8段│**背後起點舊病消** 每日次數：12次 **P140**

❶ 踮腳站立時，兩腳跟保持相接；

❷ 全身起落呈直線，拉伸背後督脈和膀胱經；

❸ 每次踮腳起落7下，配合腹式呼吸起吸落吐。

很多年輕學員以為，內分泌問題只會出現在青春期、懷孕、更年期，事實不然。

人體維持生理恆定的功能，都得靠「內分泌」和「神經」系統。內分泌系統包含「內分泌腺」和其分泌的「激素」（荷爾蒙），經體液或血液循環送到特定器官組織而作用，例如：肝臟、胰臟、乳腺、淚腺；以及下視丘、腦下垂體、松果腺、甲狀腺、副甲狀腺、乳腺、腎上腺、胰島素、卵巢、睪丸、胎盤等。如果成長失調、生理期、飲食問題、壓力疲勞、氣血循環變差等，內分泌就會變差，往往導致病症遍及各方面，像三高、水腫、皮膚病、發炎、肥胖、亂經、生育困難等。

做「八段錦」照顧內分泌，可選活動腰腎肝的「雙手攀足護腎腰」、「轉拳怒目增力氣」，或作用達及肢體末梢的「雙手托天理三焦」、「背後起點舊病消」，配合馬步或彎身，讓下盤穩健、氣血回流、通化全身。

症狀	**25** 水腫怕冷	**26** 爛痘落髮	**27** 三高綜合症
應用	第1段：雙手托天理三焦 ＋ 第6段：雙手攀足護腎腰		

症狀	**28** 月經異常	**29** 婦科助孕	**30** 更年期症候群
應用	第6段：雙手攀足護腎腰 ＋ 第7段：轉拳怒目增力氣 ＋ 第8段：背後起點舊病消		

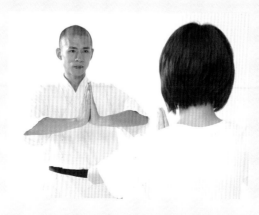

這樣做最照顧「內分泌」▶ 傍晚練功代謝最強，並導正作息飲食。

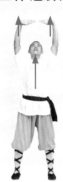

第1段│**雙手托天理三焦**　每日次數：10次 **P82**

❶ 托天時掌根用力，拉開脊椎和腋窩，肩頸放鬆；
❷ 手肘不勉強伸很直；前彎時雙手不勉強按到地；
❸ 採取深緩腹式呼吸，挺吸彎吐。

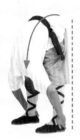

第6段│**雙手攀足護腎腰**　每日次數：10次 **P122**

❶ 後仰以手護腰，前彎膝蓋打直；
❷ 動作要和緩，配合腹式呼吸仰吸彎吐；
❸ 心臟病、高血壓、暈眩症、脊椎炎者，勿彎太大。

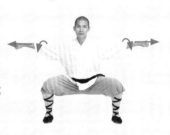

第7段│**轉拳怒目增力氣**　每日次數：8次 **P130**

❶ 馬步要紮穩，避免衝拳時失去平衡；
❷ 心臟病、高血壓、脊椎炎、年長者衝拳勿太用力；
❸ 確實怒目瞪眼，刺激肝經養血。

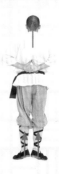

第8段│**背後起點舊病消**　每日次數：12次 **P140**

❶ 踮腳站立時，兩腳跟保持相接；
❷ 全身起落呈直線，拉伸背後督脈和膀胱經；
❸ 每次踮腳起落 7 下，配合腹式呼吸起吸落吐。

筋骨
痠痛

最後必說，每個人都會發生身體各部位「痠痛」的八段錦療法；現代人即使像我經常練功運動，筋肌骨也會耗損，需要常整復充電。要治痠解痛、運動後舒緩筋肉，首先要保持深緩的丹田呼吸；然後判斷痠痛的部位，以及感受是痠、痛、刺、麻、腫、熱？再做八段錦改善，嚴重者需經醫師檢查病因。

一般的痠痛僵硬感，最簡單的自癒療法是「**哪裡痠痛就動哪裡**」；熟悉經脈者則可採連動招式「**經脈循行運動**」(P28~29)，用呼吸導引肢體（肢體末梢都是經脈出口）到軀體內臟做伸展放鬆，疏通氣阻血瘀，改善痠痛病灶。痠痛發作時，做「八段錦」當下就能改善不適感。但要避免復發甚至根治，還是必需長期做操並矯正姿勢和作息。

症狀	31 頸肩痠痛		
應用	第2段：左右開弓似射鵰 ＋ 第5段：五勞七傷往後瞧		

症狀	32 手臂痠痛	33 媽媽手	34 3C手
應用	第1段：雙手托天理三焦 ＋ 第3段：調理脾胃單舉手 ＋ 第7段：轉拳怒目增力氣		

症狀	35 腰痛	36 背痛	37 脊椎僵硬
應用	第4段：搖頭擺尾去心火 ＋ 第5段：五勞七傷往後瞧		

症狀	38 腿膝痠痛	39 腳掌氣虛寒痛	40 足底筋膜炎
應用	第4段：搖頭擺尾去心火 ＋ 第6段：雙手攀足護腎腰 ＋ 第8段：背後起點舊病消		

這樣做最快消「筋骨痠痛」 ▶ 深緩丹田呼吸，拉通肢體經脈脊椎。

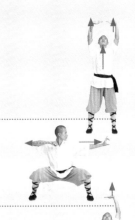

第1段｜雙手托天理三焦　每日次數：10次 **P82**

❶ 拉伸手臂、腋窩、脊椎、臀部、腿後側；

❷ 活絡心包經、心經、肺經、腎經、肝經。

第2段｜左右開弓似射鵰　每日次數：10次 **P90**

❶ 馬步鍛鍊下盤，拉伸手臂、肩頸、胸、腋窩；

❷ 活絡肺經、大腸經。

第3段｜調理脾胃單舉手　每日次數：12次 **P100**

❶ 拉伸肩臂、前胸腹、後背、脊椎。

❷ 活絡脾經、胃經。

第4段｜搖頭擺尾去心火　每日次數：8次 **P106**

❶ 馬步鍛鍊下盤，拉伸頭頸、脊背、腰肚；

❷ 活絡心經、腎經。

第5段｜五勞七傷往後瞧　每日次數：12次 **P116**

❶ 拉轉扭脊椎、頭眼、肩臂、開胸，下肢不動。

❷ 活絡胃經、膽經、三焦經、大腸經、小腸經、督脈、膀胱經。

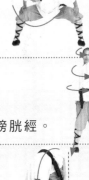

第6段｜雙手攀足護腎腰　每日次數：10次 **P122**

❶ 後仰伸展全身前側，前彎伸展後面。

❷ 活絡任脈、腎經、督脈、膀胱經。

第7段｜轉拳怒目增力氣　每日次數：8次 **P130**

❶ 馬步鍛鍊下盤，衝拳強臂，挺直脊椎，怒目瞪眼醒腦；

❷ 活絡肝經。

第8段｜背後起點舊病消　每日次數：12次 **P140**

❶ 拉震脊椎、腦部、腰腿到後腳跟腱；

❷ 活絡三焦經、膀胱經、督脈、任脈。

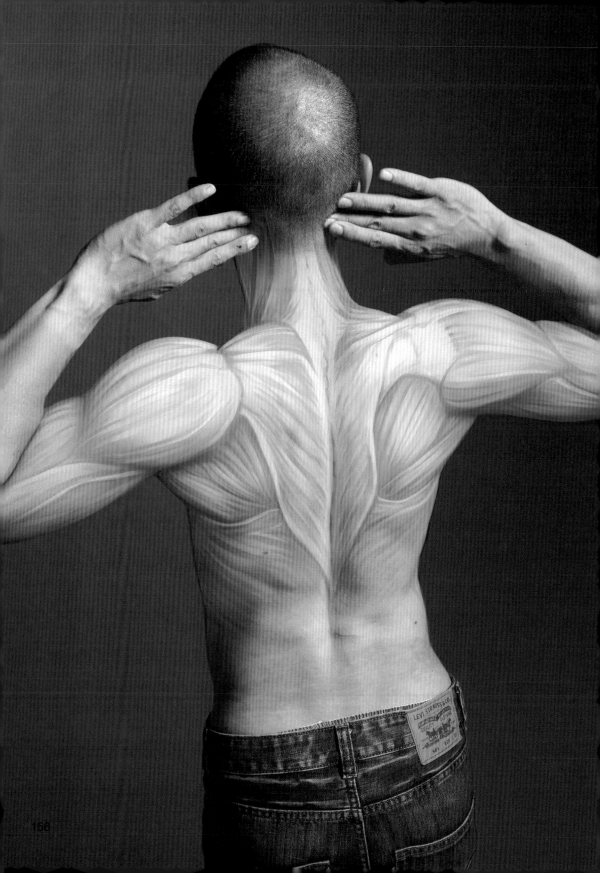

Chapter 4

「進擊的八段錦！」
選對招勤練習，
更有助於你做
時下喜歡的運動！

選對招練「健身八段錦」
讓你做各種運動大加分！

　　很多學員經常分享說，八段錦對他們來說，是認識華人武術奧妙很好的入門，同時也是一套人人可練的日常保健運動，更是隨時可做的對症自癒療法。

　　這幾年國人運動風氣提升，喜歡跑步、騎車、打高爾夫、籃球、游泳、重訓、拳擊等的人，以及五花八門的運動器材如彈力繩、飛輪、健腹器、空中綢吊等，都越來越多。我也教大家，把八段錦當作「運動前的暖身操、運動後的舒緩操」，尤其針對各運動需要的重點肌群和運動要領，選擇八段錦特定段式當做輔助訓練，能夠在運動上有更良好的表現。

做流行的運動？適合你的運動？

　　此外，學員也透過做八段錦，了解目前體能和各肌群關節的狀態，找到適合自己的運動項目，而不是看流行湊熱鬧，那不但對健身沒幫助，還常導致運動傷害，損耗元氣。

　　近年我常赴中國、澳洲等海外推廣與交流少林武學，認識不少老外型男瘋迷大肌肉，但重訓方法太偏激，雖然身材練得像金剛，但線條不勻稱，且體能變很差，組織也失去彈性，還不時會心悸、躁鬱、暴食。因為無法長期做那麼大的運動量，眼看大肌肉快變一團肥肉，後來修正訓練方法，並加入八段錦、太極等氣功，現在他們很滿意精實的瘦肉和全面的健康狀態。

（註：可依運動項目的英文名稱開頭字母，依序索引下文。）

選招輔訓

❶ Basketball

籃球

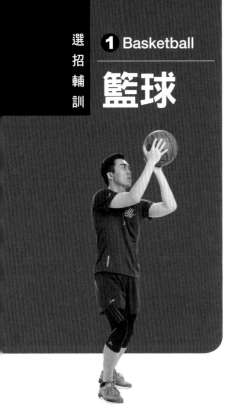

首先說明，我是一個武術教練，並不是精通所有運動的運動專家，在這個單元提供大家的建議，是就我的學員們經常提的問題來回答，與整理大家練習「八段錦」的心得分享，各位可當作提升體能、肢體協調性、暖身和緩和操的參考。而想更直接提升運動技術、健康與病症檢測、飲食建議，仍需諮詢運動教練、醫師和營養師。

國人喜歡打籃球的人很多，都希望自己在場上很耐撞，還要跳得高。所以鍛練「身體的彈性」很重要，上身和下身都要協調訓練。八段錦之「調理脾胃單舉手」可拉開並訓練核心胸腹和脊椎的彈性；「轉拳怒目增力氣」的「馬步」鍛鍊腿力和穩定性，「衝拳」讓你更會調控臂力，傳球、投籃、抄截更得心應手，「怒目瞪眼」有助威嚇對手！

八段錦選招練，「打籃球」更上手 ▶

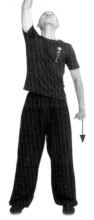

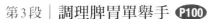

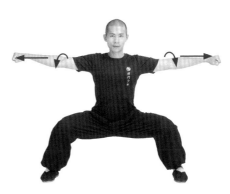

第3段｜調理脾胃單舉手 P100

- 每日次數：12次
- 運動前暖身、後紓緩各5次
- 專注用上下手拉開胸腹和脊椎。

第7段｜轉拳怒目增力氣 P130

- 每日次數：8次
- 運動前暖身3次
- 專注衝拳時馬步也蹲穩；確實怒目瞪眼。

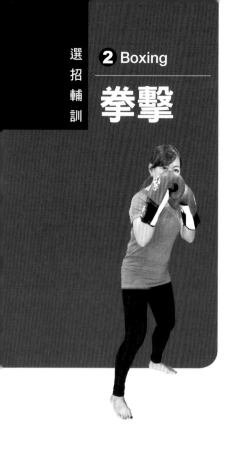

❷ Boxing
拳擊

近年不少女學員和小朋友也去上「格鬥館」的課：拳擊、踢拳擊、散打、防身術等。早期的研究說，拳擊是「70%無氧＋30%有氧＝爆發力＋耐力的綜合技」；但更新的拳手訓練趨勢建議做更多有氧體能，如伸展操、跳繩、間歇跑、馬步，幾乎和練出拳、防禦、腳步、對練的時間一樣多。畢竟每回合要撐2或3分鐘、對峙幾回合，體能和核心真的很重要。

而「八段錦」的本質就是鍛鍊體能、強化核心。再者，拳擊出拳的勁力並非在手，而是靠核心腰部的扭力，手臂只是順勢彈甩出。如此掌握核心轉動、控制出拳力度方向之意識，和八段錦相輔相成；更少不了「蹲馬步、弓箭步」來全方位鍛鍊下盤紮實。

八段錦選招練，「拳擊對練」更上手 ▶

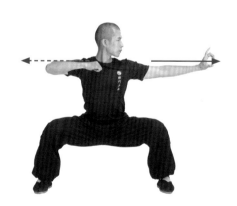

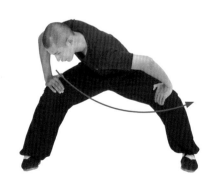

第2段 | 左右開弓似射鵰 P90

- 每日次數：10次
- 運動前暖身、後紓緩各3次
- 專注頭眼脊椎隨手臂左右轉。

第4段 | 搖頭擺尾去心火 P106

- 每日次數：8次
- 運動前暖身3次
- 專注馬步、弓箭步沉穩；彎轉身要和緩。

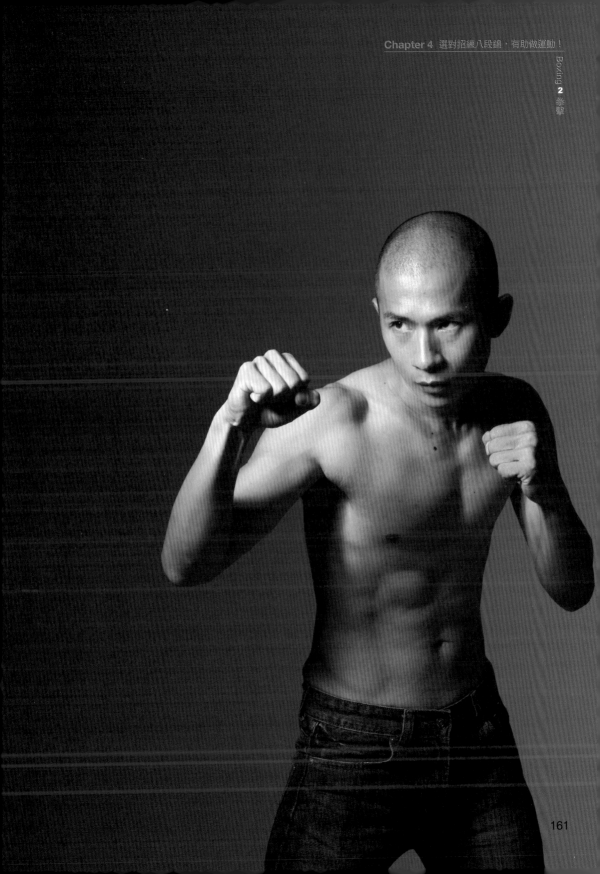

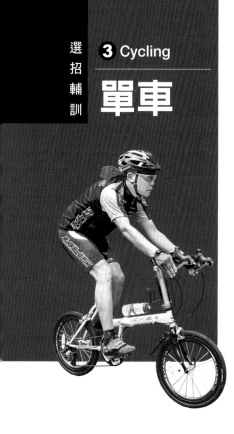

3 Cycling

單車

大家覺得騎單車是「腿的運動」,我也喜歡騎車,常騎「慢車」練心肺功能,從板橋騎到台北偶爾會看到我的身影。

不過,我建議騎車的支點最好靠「腰髖胯部」,將力量平均下放到腿膝腳,避免下肢單一關節受傷。此外,小心坐墊高度調太高,膝蓋、腳筋和腳掌要伸很直才踩得到踏板,容易拉傷;或坐墊調太低,腿伸不開,只用膝蓋和後跟出力而痠痛。建議把坐墊調到可「圓形踩踏」的高度,就是往前踩下到向後抬起的行逕呈圓弧形,不要逼到「下死點」、「上死點」,才能騎得圓順、騎得久,好好運動腰、腿和心肺功能。輔訓的八段錦也是建議訓練腰髖胯穩定有力的段式。

八段錦選招練,「騎單車」更上手 ➤

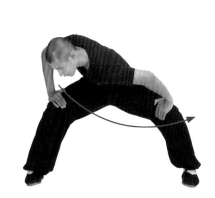

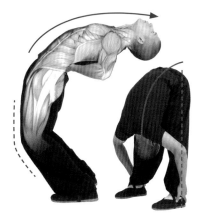

第4段 | 搖頭擺尾去心火 **P106**

- 每日次數:8次
- 運動前暖身3次
- 專注馬步、弓箭步沉穩;彎轉身要和緩。

第6段 | 雙手攀足護腎腰 **P122**

- 每日次數:10次
- 運動前暖身、後紓緩各3次
- 專注後仰微曲膝、前彎腿打直。

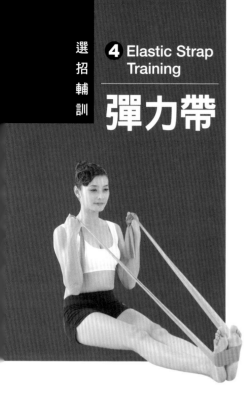

選招輔訓

4 Elastic Strap
Training

彈力帶

　　這幾年彈力帶很夯，除了發展出專書、周邊商品、健身明星，用彈力帶教做瘦身操、排毒操、拉筋操、順產操等，連別的伸展操、減肥操、瑜珈也結合彈力帶的優點，作一系列體操設計，強調人人適用。

　　彈力帶的優點是，對肢體做平常做不到的拉伸、固定、壓力、擺轉、彈震、協調；使肢體達到潛能的力度、角度、方向。這表示身體的「彈性」很重要，以免不小心沒拿捏好彈力帶的力道而拉傷筋肉。建議八段錦輔訓選特別伸彎特定、較大面向的招式，如「五癆七傷往後瞧」練身體左右前後側；「雙手攀足護腎腰」練身體上下前後側，在緩和中提升身體彈性素質、緊實體態線條。

八段錦選招練，「彈力帶」更上手 ➤

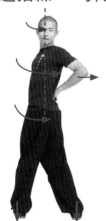

第5段｜五癆七傷往後瞧 **P116**

- 每日次數：12次
- 運動前暖身、後紓緩各5次
- 專注雙腳不動，肩身後轉勿低頭。

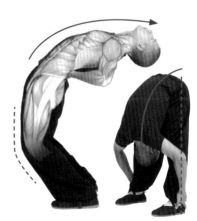

第6段｜雙手攀足護腎腰 **P122**

- 每日次數：10次
- 運動前暖身、後紓緩各3次
- 專注後仰微曲膝、前彎腿打直。

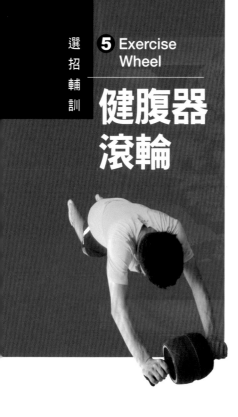

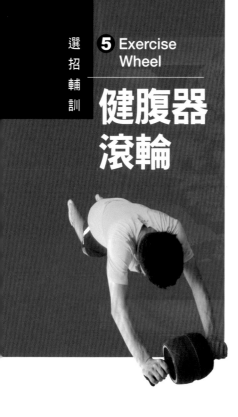

選招輔訓

5 Exercise Wheel

健腹器滾輪

「健腹器」有很多種，「滾輪」是男女都能練的。初學者適合「雙膝跪姿」，使用較新型的軟質厚胎輪、手把有自動回彈功能的（如照片）；腹背肌強者可用傳統單槓、雙槓輪，採「站姿對牆練」或「站趴三角形練法」。

滾輪的好處是強力練到大肌群：腹、背、脊椎、胸肩，不是只靠臂肌硬撐；要注意滑前拉回的姿勢、重心、距離要正確，慢慢抓到速度，以免爆趴拉傷肩關節、手臂、腰椎。尤其要配合「滑出吸氣，拉回吐氣」，以及眼睛都看自己肚子，保持頭頸平順，不要抬頭。做前建議做八段錦「轉拳怒目增力氣」啟動全身能量，做完後做「雙手攀足護腎腰」紓緩腰椎，特別有感覺！

八段錦選招練，「健腹器」更上手 ➤

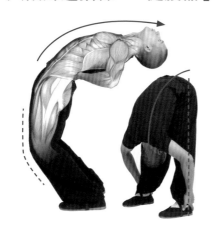

第6段｜**雙手攀足護腎腰** **P120**

- 每日次數：10次
- 運動前暖身、後紓緩各3次
- 專注後仰微曲膝、前彎腿打直。

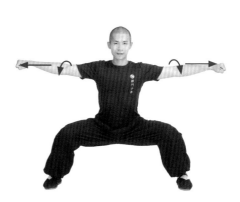

第7段｜**轉拳怒目增力氣** **P128**

- 每日次數：8次
- 運動前暖身3次
- 專注衝拳時馬步也蹲穩；確實怒目瞪眼。

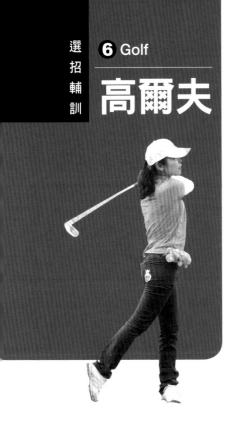

選招輔訓

❻ Golf

高爾夫

打高爾夫簡單說是：站位準備、揮桿擊球，但當中很多是「觀念」的自我競爭，最重要是整個流程要控制「桿頭的穩定」，從靜態姿勢到動態揮桿都要保持穩定。

揮桿分解為：(1)啟桿，(2)上桿，(3)下桿，(4)擊球，(5)送桿，(6)收桿，練穩肌肉慣性和節奏感才能擊出好球，坊間有個口訣：「上2拍、下3拍、收1拍」。為此勤練八段錦「調理脾胃單舉手」，上手托天、下手按地讓脊椎伸展和加強核心胸腹；「五勞七傷往後瞧」穩定下盤、加強側身揮桿扭力。此外，勤練以「馬步」為基礎的段式，對髖胯腿穩定性也大有幫助，讓你揮桿的方向、力道都突飛猛進！

八段錦選招練，「小白球」更上手 ▸

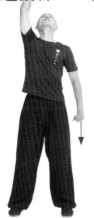

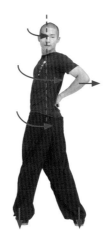

第3段｜調理脾胃單舉手 P100

- 每日次數：12次
- 運動前暖身、後紓緩各5次
- 專注用上下手拉開胸腹和脊椎。

第5段｜五勞七傷往後瞧 P116

- 每日次數：12次
- 運動前暖身、後紓緩各5次
- 專注雙腳不動，肩身後轉勿低頭。

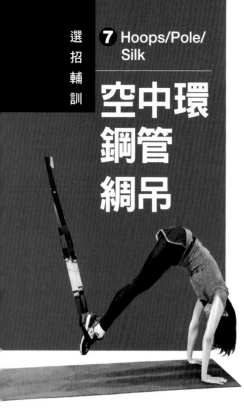

7 Hoops/Pole/Silk

空中環 鋼管 綢吊

空中環、綢吊這類用一組繩索在空中做運動，概稱「TRX懸吊式阻抗訓練Total Body Resistance Exercise」，起初是美國海豹突擊隊的訓練。係用自己的體重作阻力，調整姿勢和角度來控制運動強度，屬於全身性、深層的肌力訓練；某些鋼管動作也有相同作用，對肌肉的刺激比在平面訓練直接，使肌力更強、更靈活、更協調。

選八段錦輔訓時，記得均衡鍛鍊全身肌群，如「雙手托天理三焦」上拉前彎、「轉拳怒目增力氣」馬步定腰、三面衝拳，並將關節拉開，反覆暖化肢體彈性，讓衝擊減到最小、強肌功效激發到最大！不然那些反地心引力的姿勢衝力，筋肉若沒有相當控制力，運動傷害也是地面運動的好幾倍！

八段錦選招練，「懸吊訓練」更上手 ➤

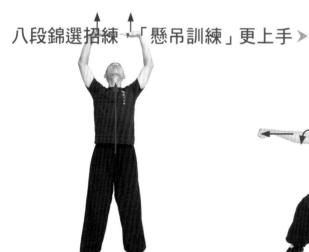

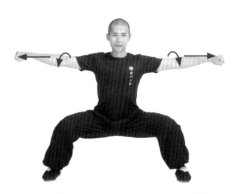

第1段｜雙手托天理三焦 `P80`

- 每日次數：10次
- 運動前暖身、後紓緩各3次
- 專注雙手托天拉長脊椎，肩頸放鬆。

第7段｜轉拳怒目增力氣 `P128`

- 每日次數：8次
- 運動前暖身3次
- 專注衝拳時馬步也蹲穩；確實怒目瞪眼。

選招輔訓

❽ Pilates/Yoga
有氧操

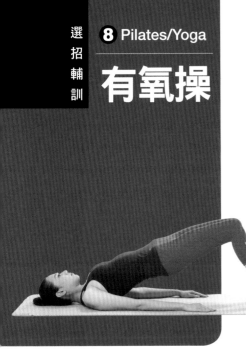

有氧操很多種，一般「萬摸吐摸」跳舞的、做操的，或彼拉提斯、瑜珈、八段錦，可算廣義的「有氧操」。概指你做一段時間、重覆節奏、讓心跳上升的大肌群運動，心跳約達每分鐘110～130下，能增強心肺功能、提升肌肉強度和彈性、減少體脂肪和脂肪肝，且和上頁TRX訓練都能練出勻稱的身體線條。

重視伸展拉筋的有氧操：八段錦、彼拉提斯、瑜珈等，還有復健、導正、紓壓效用，過程講究專注、呼吸、核心、控制、精確、流暢，讓特定肌群和緩、高效率運動。想練上身，建議輔做八段錦「調理脾胃單舉手」，下身選馬步段式「搖頭擺尾去心火」等，一併搞定身心症！

八段錦選招練，「有氧操」更上手 ≫

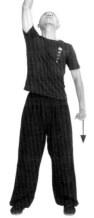

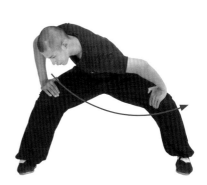

第3段｜調理脾胃單舉手 P100

- 每日次數：12次
- 運動前暖身、後紓緩各5次
- 專注用上下手拉開胸腹和脊椎。

第4段｜搖頭擺尾去心火 P106

- 每日次數：8次
- 運動前暖身3次
- 專注馬步、弓箭步沉穩；彎轉身要和緩。

❾ Plank
棒式
側棒式

「棒式」就是「趴地撐體」，類似瑜珈動作，採長時間維持同樣姿勢並保持收縮肌肉，即有「等長收縮」效用。撐體時腹、臀、腿肌都必須出力，主要訓練到深層核心肌群。八段錦輔訓也可加強以腹腰、胯臀為重點的段式，如第 6、7 段。棒式動作簡單，有效強肌燃脂，這幾年年輕男女都很風靡，但務必注意以下 3 個要領，以免傷到腰和脖子：

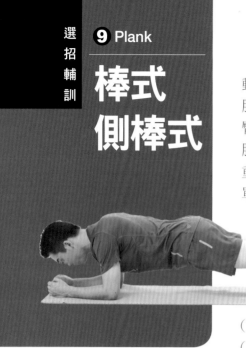

（1）縮下巴，頭後頸、背、臀呈直線。

（2）縮小腹，臀部微收勿翹，避免下沉。

（3）深緩地用鼻子吸氣，嘴巴吐氣。

另外，若要加強核心側面可做「側撐體」，練背面肌群做「反向撐體」。

八段錦選招練，「棒式」更上手 ➤

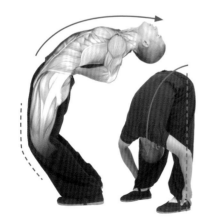

第6段 | **雙手攀足護腎腰** P122

- 每日次數：10次
- 運動前暖身、後紓緩各3次
- 專注後仰微曲膝、前彎腿打直。

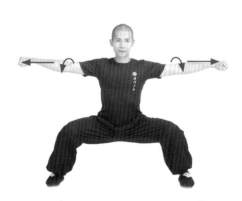

第7段 | **轉拳怒目增力氣** P130

- 每日次數：8次
- 運動前暖身3次
- 專注衝拳時馬步也蹲穩；確實怒目瞪眼。

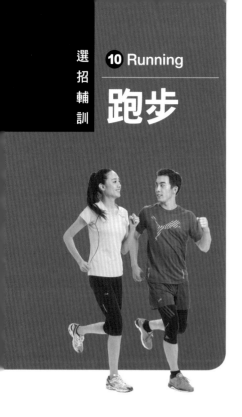

選招輔訓

⑩ Running

跑步

跑步帶給人們健康的好處、產生快樂的腦內啡，我就不用多說。搭配八段錦「馬步」為基礎的招式，「左右開弓似射鵰」、「轉拳怒目增力氣」練腿力又練臂力，讓你跑步擺動更穩定有勁、減少疼痛；尤其「搖頭擺尾去心火」，練「馬步」和「弓箭步」，練腿力又提升心肺功能。

此外，跑者最怕膝蓋痛、小腿痠痛、腳跟痛，可多做「背後起點舊病消」來防治，當作跑前暖身、跑後紓緩操。據研究，跑步最愉快的速度約在6分鐘跑1公里，也就是比慢跑稍快、稍大步，但不要衝快；每次約跑30分鐘5公里，膝傷者改快走，每週一到兩次就有益健康；跑太快或太多反而傷身。

八段錦選招練，「跑步」更上手 ▶

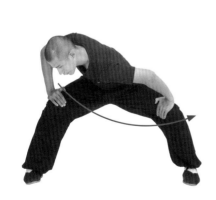

第4段｜搖頭擺尾去心火 `P106`

- 每日次數：8次
- 運動前暖身3次
- 專注馬步、弓箭步沉穩；彎轉身要和緩。

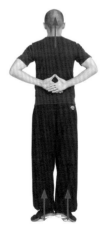

第8段｜背後起點舊病消 `P140`

- 每日次數：12次
- 運動前暖身、後紓緩各5次
- 專注腳跟併攏、脊椎挺直每次踮動7下。

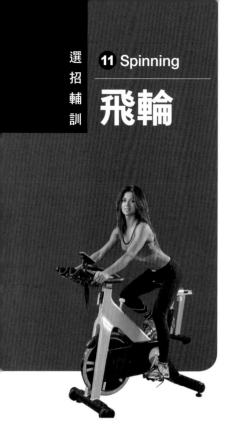

11 Spinning

飛輪

如果家裡空間和經濟能力允許，有些人會自己買「飛輪」在家運動。它能取代騎車，比一般單車或室內健身車多了速度和上下起伏訓練，也有跑步的有氧效用；既可燃燒脂肪、提升心肺功能，也直接鍛鍊下身肌力。

對體重嚴重超重、膝蓋有問題、不愛跑的年長者來說，騎飛輪比跑步不易受傷，也不受天氣或健身房時間影響。但宜有人陪同訓練，協助注意速度和姿勢，也增加群練樂趣。八段錦輔訓可選較強力段式，如「左右開弓似射鵰」、「搖頭擺尾去心火」，不只腰髖臀腿整個下盤都練到，也同時加強脊椎和手臂力量與協調性，使能支持飛輪比較激烈的衝刺和站立騎法。

八段錦選招練，「飛輪」更上手 ➤

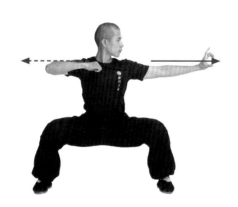

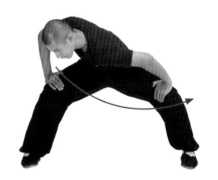

第2段│左右開弓似射鵰 **P90**

- 每日次數：10次
- 運動前暖身、後紓緩各3次
- 專注頭眼脊椎隨手臂左右轉。

第4段│搖頭擺尾去心火 **P106**

- 每日次數：8次
- 運動前暖身3次
- 專注馬步、弓箭步沉穩；彎轉身要和緩。

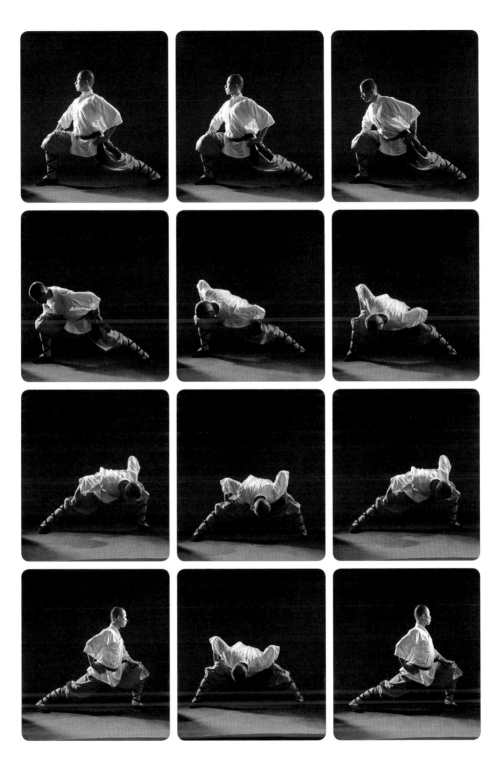

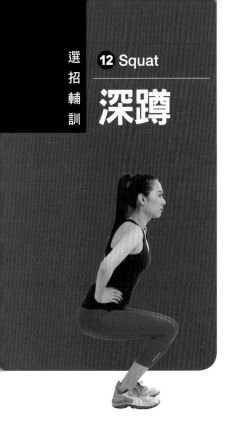

12 Squat

深蹲

「一招減肥」這幾年很流行，如：深蹲、棒式、雙手高舉踮腳；特點是步驟簡單，但要做到位、撐夠久並不簡單，且要搭配呼吸才能持續，都屬於全身大肌群訓練。

八段錦輔訓則很適合選馬步、強健腰腎的段式。「深蹲」雙腳腳尖朝前，不用像馬步張那麼開；最常被討論就是下蹲時「膝蓋不能超前腳尖」。而我的經驗是要專注以臀部往後坐蹲，蹲到大腿和地面平行，腰背脊椎到頭頸保持呈70度斜線；雙手可插腰，或向前平舉齊肩保持平衡，也可反覆起坐微拉臀肌。只要姿勢能保持平衡、肚子不要壓向大腿，屁股確實往後坐，膝蓋不會感覺壓力，倒可不必太計較膝蓋不能超前腳尖。

八段錦選招練，「深蹲」更上手 ➤

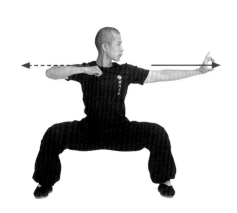

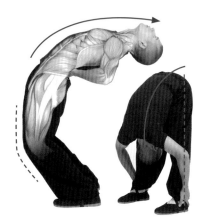

第2段｜左右開弓似射鵰 **P90**

- 每日次數：10次
- 運動前暖身、後紓緩各3次
- 專注頭眼脊椎隨手臂左右轉。

第6段｜雙手攀足護腎腰 **P122**

- 每日次數：10次
- 運動前暖身、後紓緩各3次
- 專注後仰微曲膝、前彎腿打直。

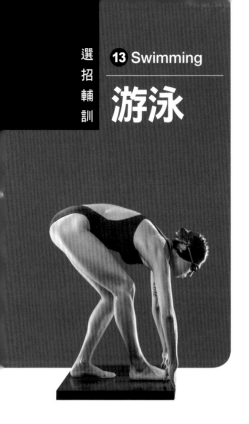

選招輔訓

⑬ Swimming

游泳

很多人都會游泳，不管泳技好不好、游哪一種姿勢，光是身體在水中漂浮半小時到一小時，整個人就感到放鬆和清醒。很多名人也是靠游泳維持身材和凍齡，像林志玲、嚴凱泰，每週至少游泳兩、三次。

游泳注重換氣和肢體協調，對健康的幫助很大，既是全身性有氧和物理運動，又有按摩紓壓、減輕痠痛的復健效果，而且耗損是所有運動中最小。八段錦輔助可針對訓練拉伸划水的上肢、保持穩定的核心，和身體前後的靈活協調，如「調理脾胃單舉手」、「五勞七傷往後瞧」，對游泳速度、翻身換氣大有幫助。整體還能促進心肺功能、改善體質、減輕呼吸道過敏、按摩皮膚和肌肉。

八段錦選招練，「游泳」更上手 ▶

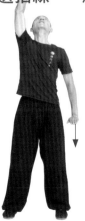

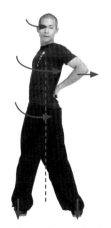

第3段 │ 調理脾胃單舉手 **P100**

- 每日次數：12次
- 運動前暖身、後紓緩各5次
- 專注用上下手拉開胸腹和脊椎。

第5段 │ 五勞七傷往後瞧 **P116**

- 每日次數：12次
- 運動前暖身、後紓緩各5次
- 專注雙腳不動，肩身後轉勿低頭。

選招輔訓

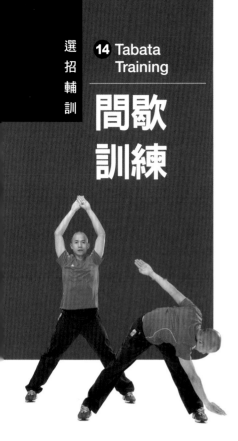

14 Tabata Training

間歇訓練

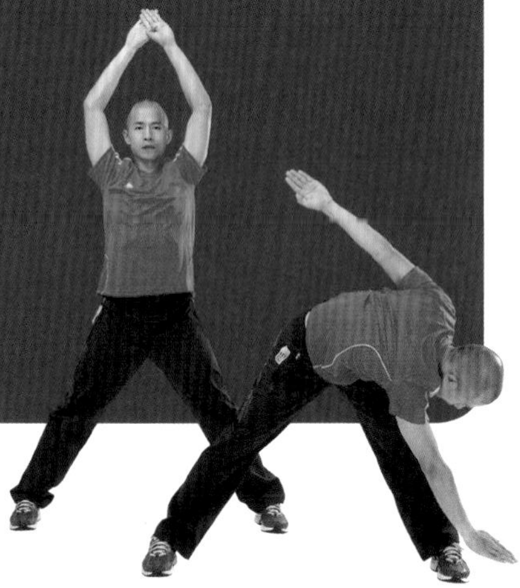

「Tabata」源自日本畑泉教授Izumi Tabata研究，用來訓練運動員，屬於高強度運動類型（HIIT）。不過近年網路的多是修改過的溫和版，給一般人強肌、減肥、提升心肺功能。動作每次約8個循環，強弱間歇穿插，密集做4～8分鐘，一週4～5次。強度約達最大心跳率（220－年齡）的80%，可比做一般運動多燃燒10%熱量，且運動後可能1～2天仍繼續燃燒熱量，也有益提升靈活度、爆發力。

但因整體動作需設計、有難度，最好有運動基礎、無心血管病、無關節炎再做。八段錦輔訓我也建議一強一弱段式穿插練習，先習慣間歇又密集的流程，和呼吸的調配，測試自己是否適合緊湊的Tabata動作。

八段錦選招練，「間歇訓練」更上手➤

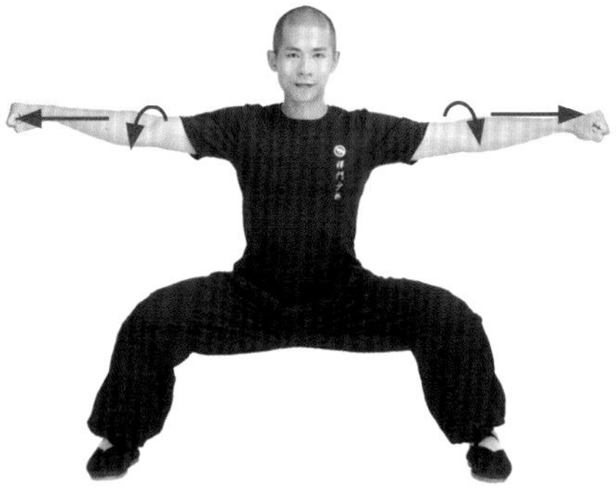

第7段｜轉拳怒目增力氣 P130

- 每日次數：8次
- 運動前暖身3次
- 專注衝拳時馬步也蹲穩；確實怒目瞪眼。

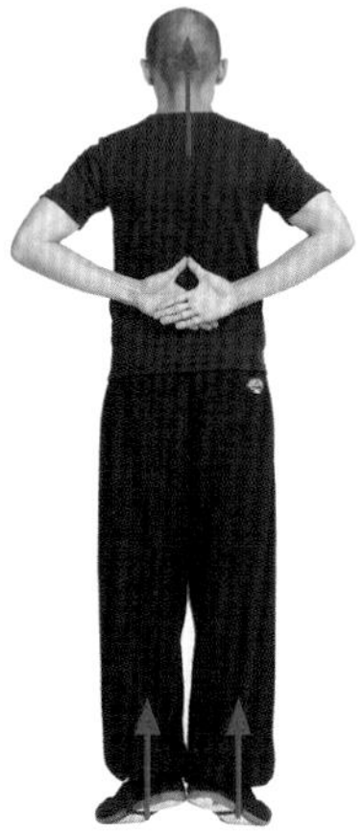

第8段｜背後起點舊病消 P140

- 每日次數：12次
- 運動前暖身、後紓緩各5次
- 專注腳跟併攏、脊椎挺直每次踮動 7下。

選招輔訓

15 Weightlifting
舉重

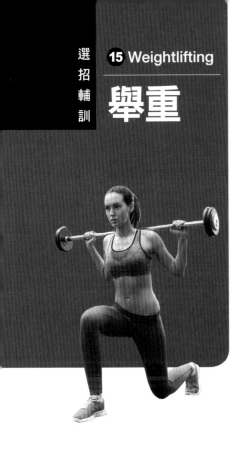

「舉重」我指「槓鈴」，最近漸受普羅男女喜愛，好處有：強肌健骨燃脂、改善荷爾蒙、助眠、抗發炎、調節血糖和胰島素、優化神經、提升自信。

舉重分抓舉、挺舉，細分有：過頭舉（肩推）、臥推、Deadlift硬舉、前蹲舉、Zercher Squat深蹲舉、Pendlay row槓鈴划船，各能練到全身不同肌群，宜經教練指導，從單一肌群練起較安全。而且應把舉重技巧、輔訓、營養都納入計畫；要增加肌肉量，反覆練慢速離心的動作，目標是舉「超負荷」的重量，才有強肌效果。一般人常覺自己只能舉40%的重量，其實要舉到70%才有效。搭配八段錦輔訓，建議多做綜合馬步、核心、臂肩等上下身協調的段式。

八段錦選招練，「舉重」更上手 ➤

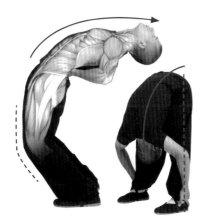

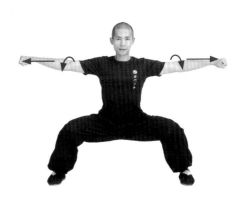

第6段 | **雙手攀足護腎腰** `P122`

- 每日次數：10次
- 運動前暖身、後紓緩各3次
- 專注後仰微曲膝、前彎腿打直。

第7段 | **轉拳怒目增力氣** `P130`

- 每日次數：8次
- 運動前暖身3次
- 專注衝拳時馬步也蹲穩；確實怒目瞪眼。

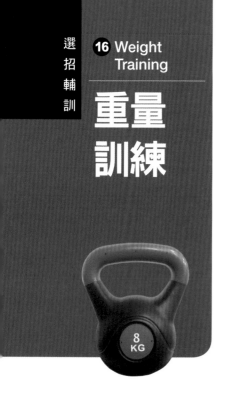

16 Weight Training

重量訓練

我在本書介紹這麼多現代運動，和建議以「八段錦」做輔助訓練，是希望忙碌的你我能常把運動納入生活，充分享受各種運動帶給身心的樂趣！而把「重量訓練」和「舉重」分開介紹，是想說「重訓」不是只有「槓鈴舉重」，在我們生活中、健身房、甚至徒手，都有做身體各部位重訓的機會。

坊間有居家做重訓的道具，如壺鈴、手腳加重袋，或用自己的體重做反向伏地挺身、爬樓梯對抗地心引力、挺舉水壺或寵物。而搭配八段錦，可選以舉手、出拳、馬步健腿等輔訓特定部位。不過，最重要還是穩住核心、保持呼吸順暢，才有足夠氣力、集中精神反覆做肌肉動作練出線條。

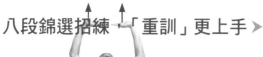

八段錦選招練，「重訓」更上手 ➤

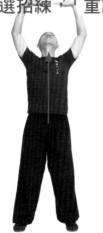

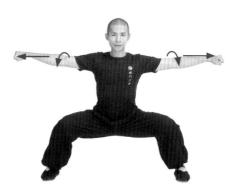

第1段｜**雙手托天理三焦** P82

- 每日次數：10次
- 運動前暖身、後紓緩各3次
- 專注雙手托天拉長脊椎，肩頸放鬆。

第7段｜**轉拳怒目增力氣** P130

- 每日次數：8次
- 運動前暖身3次
- 專注衝拳時馬步也蹲穩；確實怒目瞪眼。

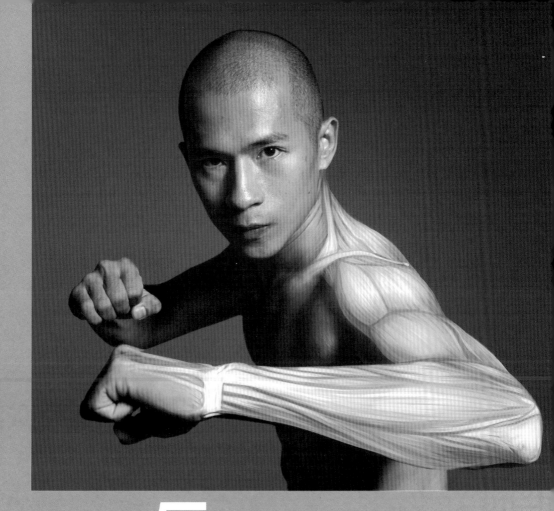

5

武術班學員們常問的
「做操、飲食、觀念」問題，
妙的怪的通通解答！

回覆各界「八段錦」踢館問題，
只要會「呼吸和伸展」就先做吧！

少林拳法、八段錦等氣功在台灣日漸普及，尤其是「八段錦」，學員們都覺得它：「很容易學、很實用、馬上感覺有作用。」不過初學者、不同運動背景、和針對不同症狀做操時，難免會產生疑問。所以照例我這本書也整理了各界常問的問題，而且用比較容易懂的肌肉運動角度，來說明氣功必知的「呼吸和經脈連動」，讓您做起來更簡單又有效！

Q1 氣功像八段錦很注重「呼吸調息」，初學者記不住啦……

A 「八段錦」屬於初級的氣功，我把要領分三部分：**呼吸、伸展、勁力**。它雖然動作簡單，但效果要明顯，就需要時間養成呼吸和身體的記憶；每天即使只練3～5分鐘都會累積成效，一開始至少給自己21天練熟。我在書中P44教做操4種呼吸法，以及每個步驟都標示「吸氣」、「吐氣」、「調息」等，這是提示大家熟練時的狀態，不是要硬背，那反而會手忙腳亂。

初學者對腹式呼吸、配合肢體還不熟，只要自然吸吐、保持身體穩定就可以；不要刁鑽這步驟該吸氣或吐氣？吸氣到胸肺或肚子？還是手腳張多開？或硬學別人的標準。建議先練單招消化細節，並依自己當下身心狀況彈性微調，像如果氣吸太飽肚子不舒服，就吐鬆一點；腰腿痠痛，馬步就半張即可。隨著時間練習，很快就能自在又到位。

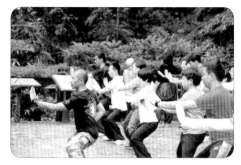
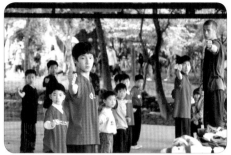

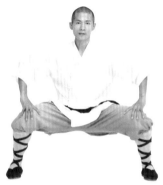

Q2 筋骨僵硬，馬步蹲不下去怎麼辦？

A 每當我示範少林拳法的「馬步」（P70），以及八段錦第二段「左右開弓似射鵰」、第四段「搖頭擺尾去心火」、第七段「轉拳怒目增力氣」也做馬步；練家子的「四平馬步」、「坐馬」必須臀胯坐低、開腿與地面平行，難度都讓很多人又敬又怕。「馬步」可謂中華武術之本，上身「坐馬」、下身「步法」，「腰馬合一」通脾胃膽三脈；配合丹田調息，能調振精氣神，挺腰強腿，緩解腰痠背痛。

雖然說八段錦溫和易做，但少數動作初學者、或痠病時比較難做到位，例如坐馬、搖頭擺尾、雙手攀足。建議這時只要量力微調幅度和力度，不要中斷練習。而上身無法壓低、心臟病、高血壓、暈眩症者也別硬練，改採「立身圓胯馬步」即可。長期來說，筋骨越僵硬虛弱、越缺少運動者，越適合也需要練氣功活血鬆筋強肌！

Q₃ 我做重訓五年了，現在練「八段錦」的意義是？

A 做重訓的男女越來越多，近年很流行「徒手健身」、「核心肌群鍛鍊」。其實有些部位的重訓需要器材輔助，更要長期飲食管理（尤其需攝取足量的高蛋白和澱粉），才能練出並維持肌肉量和肌肉線條。

另一方面，學員跟我聊過，當肌肉練到相當程度，一來訓練量很吃力，二來肌肉太誇張身高反而顯矮，三來筋肉彈性變僵硬、線條不勻順，反而沒有「小鮮肉」、「性感」的感覺。

這時我就會問：「你練肌肉的目的是？」「練氣功的目的是？」「那做重訓和練氣功會衝突嗎？」還是，只是時間管理或偏見的問題呢？

我常說，任何運動的目的，都應該在「健身」大於「耗損」的狀態下進行。

很多研究也指出，適合人類的運動種類是「有氧的」，或「有氧與適度無氧的綜合計畫」；氣功如「八段錦」（**綜涵基本功：拉筋、馬步、弓步強膝、勁力出拳等**），也被很多運動員納入訓練項目，像高球員也練推手、瑜珈；拳手也練少林拳、跑步；滑雪選手也練馬步、舉重。

「重訓族」練八段錦好處多多：能促進廢氣和清氣代謝，讓心肺功能變好；強化脊椎和全身筋肉彈性，纖實浮誇的肌肉線條；以及訓練前暖身、訓練後紓緩，速排二氧化碳和乳酸，改善筋肉緊繃痠痛；而且平時針對文明病，還能自我療癒。它具有養生功效，又能融入既有的運動習慣，不受時地限制徒手即做，學員們都很樂意納入做綜合性的訓練。

Q4 教練身材如此精實，平常還練哪些功法？運動？

A 2006年我從嵩山少林寺學成返台，身為少林寺第34代傳人，為推廣少林武學，遂於台北成立「釋門少林功夫團」教授大眾少林拳法、氣功八段錦、易筋經等，也繼續鑽研：少林鐵頭功、五步拳、八步連環拳、太祖長拳、通臂拳、七星拳、龍拳、小洪拳、追風趕月刀、達摩劍、陰手棍，以及漢醫針灸等養生法。

近年在「台灣廣廈出版集團」蘋果屋出版社邀約下，先後出版《筋長一寸，壽延十年 拉筋活血八段錦》、《超簡易八段錦一本通》、《5分鐘鬆筋活血伸展操：少林寺傳人天天都在練的「易筋經」》等實用養生書，累積了更多與大眾交流的經驗。

就我個人習慣，每當我大量教課或練功後，**常做「八段錦」療癒耗損的能量**。平日則喜歡走路、騎單車，閒暇常騎河濱車道；定期也會帶功夫團學員們到郊外健行兼練功，吸納天地正氣，歡迎舊雨新知一起加入！

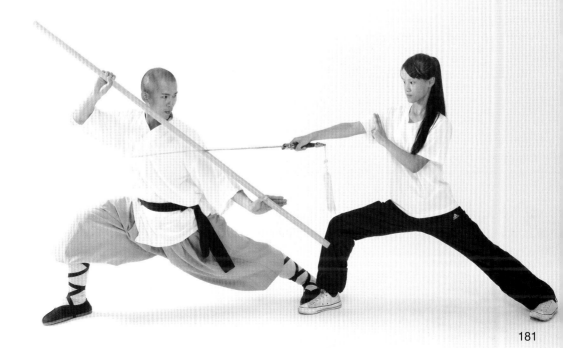

Q5 練功前的暖身要做多久？暖身完就累了怎麼辦？

A 建議暖身就累的人，或體力較差時，可以選擇較柔和、多部位、不無聊的暖身操式，並且放慢呼吸和動作。只要有做到位、盡量做到至少10分鐘，暖身效果就足夠。

我在第2章教過，做「八段錦」之前的暖身法：呼吸調息、關節操、拉筋操、少林拳法，各人可依狀況彈性選做。

正確暖身的作用目的是 —— 讓意念準備好要專注做操，放鬆筋肉關節，活化筋肉、關節、韌帶等彈性；並以深層的調息呼吸，慢慢加強心肺功能，提高它們能承受的負荷量。有助打通瘀阻不順的筋脈穴點，使練功更順暢，氣血作用加倍，找到筋肉表現的最大範圍，而且避免練功時受傷。這跟我們做一般運動都需要做足暖身一樣重要。所以在此，再幫大家整理一下八段錦的「暖身要領」：

Tip 1
只做一段或全套八段錦，
都要先暖身。

Tip 2
暖身盡量做足10分鐘，
要兼顧呼吸、拉筋、關節。

Tip 3
練功後也應做紓緩操，
操式可依當下體能選擇。

Q6 八段錦、太極、易筋經……氣功很多種？可以混搭練嗎？

A　這些都是華人古傳的「養生功」，原理是為改善和常保健康所設計，講求結合呼吸和肢體動作，以暢通氣血經脈、強化臟腑機轉。理論上養生功並不會互相違和，可以都練習。

不過，**要練完各自功法系統後，再練下一套**，才能見其成效，且避免銜接的斷隙和受傷，而不是從各系統隨意選招混練。

此外，各養生功的招式並不相同，可依興趣和當下體能選做哪一套。

「太極拳」以拳法為主，較偏武術。

「八段錦」是宋朝名將岳飛為軍人養生所創，可拆招跳練，應用性廣，於2003年被中國體育總局列為重點推廣之「健身氣功」。

「易筋經」共十二招，針對經脈筋絡作用，相傳為一千五百年前，達摩祖師為倡導僧人起身運動兼修心所著，做法比八段錦難，很適合進階訓練，宜整套或選連續幾招且按順序練，可參考我另一本「易筋經」著書。

另外大家常問我，「少林八段錦」和一般「八段錦」有何不同？坊間典籍之八個段式的名稱稍有不同。因為我師承嵩山少林寺，故本書教「傳入少林寺的八段錦」——它歷經少林武僧近千年的研萃驗證，武僧在中國五大名山之一「嵩山」，海拔千餘米的壯闊山水中，融入禪武醫藝的研行，蘊傳了環境和心境的涵養，輔以武醫、藥師的實症應用，且更講究功法細節，如：吐納的變化和連貫、勁力和放鬆、預備功法和心法、收功等，不僅整體的起承轉合、身形心念完整實用，更有健身、養生功效。

Q7 八段錦八個動作可以換順序練嗎？練單招可以嗎？

A 「八段錦」最有效的練法為：每天練一到八段各1～3次，慢慢做約10～20分鐘，既有健身效果，又可長久落實。另外，其它運動前後、或改善病症需求，再選特定招式做8～10次。

沒時間做整套八段錦時，像在公司、會議前、飛機上只有幾分鐘拉筋伸展，可以只做單招，視狀況增加次數為8~10次。又例如加班很累、想輔助做其它運動，每天就做10次以上第六段「雙手攀足護腎腰」。

要注意是，只做一招也要有起承轉合：關節拉筋暖身 → 預備調息 → 練功 → 調息收功 → 反覆此段或下一段，以免筋骨未開、氣行不順而不見成效。

本書「少林八段錦」之順序，是考量各段形效、氣力鬆緊、調息銜接等排序，能讓身體在和諧中，得到最大的運動作用。

此外，後人發展出五段錦、十二段錦、十六段錦、三十二段錦、六十四段錦等等，也都屬於「健身氣功」，學做各家並無限制，但務必打完一套再打另一套，不要拆招混搭。

再者，所謂「十二段錦」又稱「文八段」，出自清朝徐文弼《壽世傳真》，是源自明朝朱權以八段錦導引法著《活人心法》，實為十二組坐姿招式；一般八段錦則稱為「武八段」，以站姿為主。「五段錦」則創行於中國近代民間長者，又稱「百歲功」，是以簡單五招結合部分八段錦以及毛巾操。

Q8 學武之人是不是很多都吃素？
那要怎麼長肌肉？

A 華人傳統武術有出自軍營、僧人寺廟、信仰團體、民間組織等，理念不脫天地人心、禪武醫藝；常有修行較深或為宗教、發仁心而茹素者，這並不是各家守則，但都和飲食智慧密不可分。

現代人身處吃太多、運動少、代謝慢的危機，我總是強調：「少吃多動」不如「吃淡多動」。

運動和健康飲食的觀念真的從越小培養越好。我很感謝高中的武術恩師林立慧老師，老師不但功夫了得，養生學問和廚藝更是精湛！我們常在老師家陽台練功，收功就進廚房學做菜吃飯，馬上補充營養。老師燒的菜色香味俱全，還教我們取材要天然新鮮，配合季節做搭配，讓我們學到練功與飲食並重的健康生活。

這段寶貴經驗促使我大學選修食品營養系，加上之後進少林寺起茹素，我更深刻體會到天然新鮮食材的4大優點 —— **營養品質最好、烹調手續最少、生食酵素最多、幫助代謝排毒最強！**

少林寺的膳食茹素，過午不食，而且每天清晨四點半開始練功，一天至少操12小時，但武僧們並沒有因為吃素而營養不足、肌肉虛弱，我當時的體格、體能真是人生的巔峰。關鍵營養素「蛋白質」，從豆類、蔬菜、穀類、根莖類、堅果等都能攝取足夠。

下頁即介紹 ——「富含蛋白質的植物類食物」，很多研究也指出，「**植物性蛋白質**」是最好的蛋白質來源，讓身體好吸收又無負擔，還成為不少「富貴病」的救星。

「強肌減脂一碗搞定！」富含蛋白質的植物類食物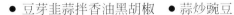

1

豆類

大豆
豆芽菜
豌豆
毛豆
各色豆類

- 豆芽韭蒜拌香油黑胡椒　● 蒜炒豌豆
- 香蕉豆漿奶昔　● 毛豆炒豆乾芹菜

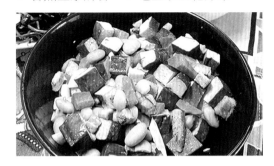

2

葉菜

大豆苗
菠菜
紫高麗
甘藍
花椰菜
香菜

- 滷豆皮捲菠菜　● 紫高麗打木瓜鮮奶
- 百合炒大豆苗　● 綠花椰燉馬鈴薯咖哩

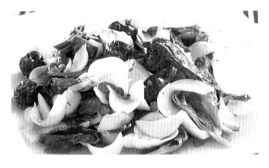

3

穀類

藜麥
燕麥
蕎麥
甜玉米

- 紅藜飯拌蒜末橄欖油　● 燕麥堅果粥
- 有機玉米菜頭湯　● 雜穀飯蒸南瓜

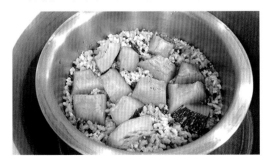

4

根莖

馬鈴薯
牛蒡
山藥
蘆筍

- 白醋醬油拌牛蒡絲
- 紫山藥炒綠花椰
- 蘆筍玉米筍燴香菇
- 椒瓜蛋白丁薯泥

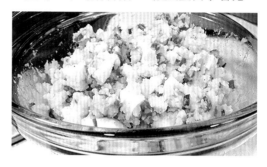

5

堅果

南瓜子
腰果
花生
杏仁

- 南瓜子優格飲
- 快炒青椒花生玉米粒
- 煮南杏薏仁打漿
- 腰果炒荷蘭豆

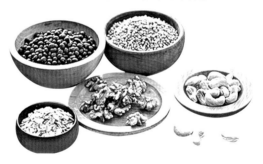

6

其它

黃瓜
青椒
香菇
日曬番茄乾
香蕉
綠藍藻

- 蒜炒黃瓜黑木耳絲
- 青椒鑲蘑菇
- 番茄乾蘿勒麵包
- 香菇豆皮滷蛋

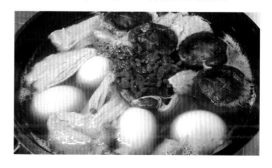

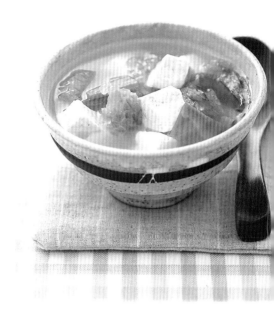

Q9 教練平常都吃什麼？自己煮？有吃營養補充劑嗎？

A

我日常三餐的原則是——

1、食材天然、六類均衡、煮食清淡，其次再計較熱量；

2、重點補充大豆類、堅果、優酪乳；

3、粗估一天攝取熱量男性 2000 大卡、女性 1600 大卡；

4、短期對症嚴格、長期養生簡單。

　　我喜歡下廚，但沒法每餐都自己煮，外食也會照原則「挑食」。雖然我的少林時代和現在體格精實，但也曾鬆懈而「走鐘」。2006 年從少林寺回台灣時，很想念家鄉美食而不忌口，某天發覺功夫服「縮水」時，已經胖 10 公斤！努力改正飲食並加強練功，才能 37 天減掉 10 公斤。至今我的減肥菜單仍是學員間流傳的佳話—「林教練減重三餐菜單：每日 2081 大卡」：

早餐 443 大卡	● 白吐司 3 片　225 大卡　● 生菜 30 克　12 大卡 ● 低脂起司 1 片　51 大卡　● 番茄 2 片　5 大卡 ● 綜合果汁　150 大卡（蘋果、檸檬、柳丁各 1 個）
午餐 708 大卡	● 豆漿 250c.c.　145 大卡　● 香蕉 1 根　100 大卡 ● 清炒義大利麵　463 大卡 （筆管麵 70 克、紅蘿蔔 100 克、花椰菜 100 克、水煮蛋 1 個、低脂起司 1 片、橄欖油少許、黑胡椒粉少許、鹽少許）
晚餐 730 大卡	● 優酪乳 250 克　215 大卡　● 奇異果 2 個　80 大卡 ● 青菜豆腐湯麵　435 大卡 （麵條 75 克、豆腐 150 克、小白菜 100 克、番茄 1 個、花枝丸 50 克、鹽少許）
補充 200 大卡	● 綜合堅果 30 克 200 大卡 （南瓜子、杏仁、腰果、核桃、花生、松子混搭各少許）

Q10 筋骨受傷過，不能久站，也可以練八段錦嗎？

A 身體遇到特殊狀況時，也有變通方法能繼續做「八段錦」：

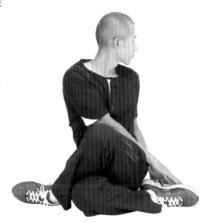

坐著也能做八段錦，如第五段「五勞七傷往後瞧」。

1・**無法站立時**：八段錦以站姿為主，但坐著、躺著也能做，有呼吸就能練。只要以呼吸啟動每個步驟，身體能動的部位就做，無法動的則持續呼吸行氣、以意念想像完成。我們學員有打球腳扭傷的、懷孕媽媽、僵直性脊椎炎駝背的都沒有缺課；甚至中風後復健、臥床病人、辦公族等，日常也依此照常練功。

2・**懷孕時**：婦科醫生常提醒，懷孕前四個月不宜激烈運動；但妊娠中後期必須養成運動習慣，鍛鍊體力保護胎兒和順利生產。準媽媽做八段錦，目的在調息和放鬆身心，以強化呼吸為主，動作為輔；要避免「震腳」、力幅過大，適合的段式如：「調理脾胃單舉手」、「五勞七傷往後瞧」、「背後起點舊病消」，有助防解懷孕水腫、便祕、腰痠腳麻、妊娠三高問題。

3・**病術後休養時**：此時做八段錦，能以最少耗能，產生最大效用，提振自癒力和免疫力，加速排除壞細胞。特別注意，練功前做足暖身，練功後做舒緩伸展，感覺身心是放鬆的，就能持續練習。需提醒開刀後、筋肌炎、拉傷者，避免做太大力會拉到傷口的步驟，應縮小幅度勁力；或者只要持續呼吸、用想像帶到下一步驟。重感冒者宜暫時休息，讓體能全力對抗病毒，早日康復。

Q11 練八段錦能幫助長高嗎？
有年齡限制嗎？

A 這題很多父母都常問我。要說孩子的身高，其實跟遺傳、營養、運動、睡眠都有關係。

練八段錦不是「長高保證」。孩子練功的目的是為充分活動，感受身心協調快樂，久之能身體強健、心明自信、視野開闊。遇到霸凌不公，也比較能自保。

我們「釋門少林功夫團」，年齡最小的學員小一、小二，年長的七十、八十歲長者都有。

少林武術有很多男女老少皆宜的「內功與養生法」，我們的初級班就以「少林八段錦」及「少林易筋經」作為練習主軸，從基礎功法教起，適合沒接觸過、缺乏運動、需改善體質者，年長者可強化體力、延緩老化。無論男女都可學習，透過少林武功的基本功法、拳法、呼吸調息法的鍛鍊，增強身體平衡、肢體力量與協調，讓健康由內而外逐步強化，同時漸進提升身心靈及生活品質。

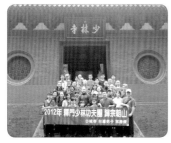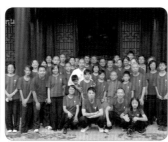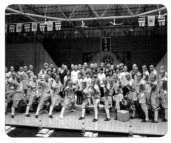

「釋門少林功夫團」男女老少學員，齊赴嵩山少林寺朝山之旅，與方丈和武僧師兄們合影。

Q_{12} 練氣功減肥……會不會太慢？ 推薦容易瘦的方法？

A 慢慢瘦有慢的好處，表示瘦得確實、勻稱、不易復胖。八段錦屬於氣功，算是「有氧運動」，在深層吐納中，氧氣帶動氣血循環，並供應肌肉組織運動；而作用的過程和緩，血糖不會一下子降低，覺得肚子餓反而想吃東西；或覺得筋骨負擔太大、動作太難而想放棄。

八段錦的動作外形溫和，但一旦熟練對內臟系統、肌肉強化的作用不亞於慢跑、瑜珈、騎單車，尤其「左右開弓似射鵰」、「搖頭擺尾去心火」、「轉拳怒目增力氣」，都是比較強力的全身、全方位肢體運動，續做20分鐘可燃脂約100大卡；光是紮馬步反覆下蹲、起身1分鐘，就能燃脂又健腿。

如前文第8、9題，我分享我的三餐養生飲食原則和減肥經驗，減肥的2大法則沒有捷徑 —— **就是要改正飲食，以及養成運動習慣**，一為改善代謝力，要提升氣血活性和疏通經絡；二為加強肌力，才能按摩組織和神經、穩固臟腑脊椎、塑造挺立體態；而且，每練生成1磅肌肉（0.454公斤）一天能多燃燒50大卡熱量。

如果你練八段錦很久了，但健康、體態沒有明顯改善，一來可能被不良的作息和飲食拖累；二來要檢查你練八段錦的要點正不正確 ——

（1）練習時最好選空氣清新和遠離3C產品的地點。

（2）做操前後充分暖身和紓緩。

（3）熟練時以呼吸吐納導引肢體動作。

（4）依體能症狀選招且量力而為。

（5）飯後和睡前1小時內不要做操。

台灣廣廈 國際出版集團
Taiwan Mansion International Group

國家圖書館出版品預行編目（CIP）資料

健身八段錦【肌肉解剖透視版】：傳統氣功拳法×4D徒手健身，少林傳人教你每天10分鐘強肌健骨、舒筋活血防百病！/
林勝傑作. -- 初版. -- 新北市：蘋果屋, 2018.12
　面；　公分
ISBN 978-986-96485-6-1
1. 氣功 2. 養生

413.94　　　　　　　　　　　　　　107015682

健身八段錦【肌肉解剖透視版】

傳統氣功拳法×**4D**徒手健身，少林傳人教你每天**10**分鐘強肌健骨、舒筋活血防百病！

作　　　者／林勝傑	編輯中心編輯長／張秀環
文 字 協 力／王怡・丁珛人・陳培英	編輯／楊麗雯・劉俊甫
平 面 攝 影／阿志（子宇影像工作室）・ 　　　　　　丁珛人・部分照片作者提供	封面設計／何偉凱・**內頁排版**／亞樂設計有限公司
	製版・印刷・裝訂／東豪・弼聖・秉成
插　　　畫／湯翔麟	

行企研發中心總監／陳冠蒨	線上學習中心總監／陳冠蒨
媒體公關組／陳柔兆	產品企製組／黃雅鈴
綜合業務組／何欣穎	

發 行 人／江媛珍
法 律 顧 問／第一國際法律事務所 余淑杏律師・北辰著作權事務所 蕭雄淋律師
出　　　版／蘋果屋出版社有限公司
發　　　行／台灣廣廈有聲圖書有限公司
　　　　　　地址：新北市235中和區中山路二段359巷7號2樓
　　　　　　電話：（886）2-2225-5777・傳真：（886）2-2225-8052

代理印務・全球總經銷／知遠文化事業有限公司
　　　　　　地址：新北市222深坑區北深路三段155巷25號5樓
　　　　　　電話：（886）2-2664-8800・傳真：（886）2-2664-8801
郵 政 劃 撥／劃撥帳號：18836722
　　　　　　劃撥戶名：知遠文化事業有限公司（※單次購書金額未達1000元，請另付70元郵資。）

■ 出版日期：2018年12月　　　　　■ 初版6刷：2022年10月
ISBN：978-986-96485-6-1